Das Blut

und die

aus dem Blute entspringenden

Krankheiten.

Ein

Noth- und Hülfsbuch

für Personen beiderlei Geschlecht's,

die am Blute leiden,

von

D. Anton Friedrich Fischer,

Arzt am Königlichen Josephinen-Stifte und der damit verbundenen adeligen Erziehungsanstalt in Dresden.

Leipzig,

bei Georg Joachim Göschen.

1832.

Vorwort.

Man braucht nicht Arzt zu seyn, um im täglichen Umgange mit Männern und Frauen zu erfahren, daß gar Viele derselben, durch das Gefühl ihres Uebelbefindens auf sich selbst aufmerksam gemacht, zu der Wahrnehmung gelangen: daß sie am Blute leiden! Ja es fehlt selbst nicht an krankhaften Erscheinungen, die deutlich dafür zeugen, daß ein Erkranken im Blute begründet sey, und, zur Wiedererlangung der Gesundheit, genaue Erörterung erheische. — Wenn dieser Erfahrungssatz allgemeine Anerkennung findet, so ist es nicht weniger gewiß, daß Krankheiten, welche vorzugsweis aus dem Blute entspringen, meist Folge unserer Diät und übrigen Lebensweise sind;

daß sie weit seltener bei Individuen beobachtet werden, die bei frugaler und mäßiger Kost ein thätiges, d. h. mit Aufwand von Muskelkraft verbundenes Leben führen, als bei jenen, die sehr nahrhafte und gewürzte Speisen und erhitzende Getränke genießen und dabei in Trägheit und Passivität beharren. — Nicht minder hat die Lebensart, die wir führen, auch in anderer Beziehung einen wesentlichen Einfluß auf das Blut, und wir wissen, daß geistige Reize, Leidenschaften und Gemüthsbewegungen eben so stark auf das Blut einwirken, als physische Potenzen; demnach kann es nicht fehlen, daß Krankheiten dieser Art vorzüglich unter gebildeten Nationen weit häufiger vorkommen als unter rohen Naturmenschen, und daß sie unter den höhern Ständen und unter Wohlhabenden öfterer sich zur Beobachtung darbieten, als bei dem rastlos thätigen und einfach lebenden Landmann.

Daß es jedoch, und selbst unter den Gebildeten, nur Wenige giebt, die sich über den Bau und die innere Einrichtung ihres Körpers, über dessen Lebensinstrumente und deren Verrichtungen genügende Kenntnisse verschafft haben, und es sogar nicht an Personen gebricht, denen selbst die Diätetik und Gesundheitslehre gänzlich unbekannt ist; so schien es mir ein verdienstliches Unternehmen über das Blut und dessen vorzügliche Krankheiten den nöthigen Unterricht zu ertheilen. Die Wichtigkeit des gewählten Gegenstandes läßt mich glauben, daß es einer solchen Belehrungsschrift, wenn sie faßlich und gemein verständlich ist, nicht an Lesern fehlen kann.

Ging nun mein Bemühen seit Jahren dahin Gebildeten richtige Begriffe von den sie am häufigsten befallenden Krankheiten beizubringen; mühte ich mich ihnen genauen Aufschluß über deren Bildung und Gestaltung zu ertheilen, und unterließ ich dabei nicht anzugeben, was sie zu vermeiden hätten, um ein solches Erkranken abzuwenden; so darf ich erwarten, daß auch mein in Rede stehender Versuch zu gleichem Zwecke dienen wird.

Ungemein soll es mich freuen, wann keiner meiner Leser diese kleine Schrift unbefriedigt aus den Händen legt, und ich recht Vielen damit zu nützen vermöge; denn dies ist ja das Ziel wonach ich emsig trachte, und nach welchem ich bis zu meinem letzten Lebenshauche ringen werde.

Dresden, im März 1832.

Der Verfasser.

Einleitung.

Man ist genöthigt anzunehmen, daß unter den constituirenden Theilen unsers Körpers, die Flüssigen an Gewicht die Festen übertreffen; und man kann mit ziemlicher Gewißheit behaupten, daß sich in einem vollkommen ausgebildeten Körper an funfzig Pfund Säfte befinden, wovon ohngefähr acht und zwanzig Pfunde als Blut zu rechnen sind, die übrigen führen den Nahmen der weißen Säfte. Doch nicht die Menge des sich in unserm Körper bewegenden Blutes ist es, die ihm Werth ertheilt, sondern der überaus mächtige Einfluß, den das Blut vom Beginn unserer so wundervollen Ausbildung im Mutterleibe, bis zum Absterben unseres Organismus behauptete. — Denn das Blut dient als Born des Lebens, zur organischen Ausbildung unsers Körpers, und ist so lange wir leben der Quell aus dem alle festen Theile unsers Organismus und selbst das Gehirn und die Nerven ihre Nahrung ziehen. Daher nennt man auch das Blut den Muttersaft, aus dem andere Säfte ausgeschieden werden, z. B. der Speichel, der Magensaft, die Galle, der Saame, die Milch u. s. w. Was das Wasser im Organismus der Erde ist, das ist im thierischen Leibe das Blut. Denn so wie das Starre und das elastisch Flüssige aus dem Wasser hervorgeht, so ist in dem thierischen Leibe alles aus dem Blute gebildet, alles aus dem Blute hervorgegangen, und in dasselbe zurückkehrend. — Dennoch ist das in unserm Körper befindliche Blut zu keiner Zeit als vollendetes Naturprodukt zu betrachten, vielmehr ist es sehr wandelbarer und fließender Art und in seiner Qualität und Mischung veränderlich und unbestimmt. Daher sagt man mit Fug und Recht, daß das Blut gleich dem Leben in ewigem Flusse begriffen sey, daß es in jedem Augenblicke Stoffe ab- und aussondere und neue dafür aufnehme, demnach in unausgesetzter Composition und Decomposition beharre. Das Blut ist selbst innerlich stets höchst zerlegt, denn alle Qualitäten sind darin im potenzirten Zustande und als einfache Aktionen für sich wirksam. Ohne Aufhören wird demnach das Blut erzeugt, ohne Aufhören geht es in andere Stoffe über. Daher ist das Blut auch nicht Flüssiges allein, sondern das Flüssige und Starre ist in ihm genau geeint, und seine Consistenz steht mitten inne, zwischen dem konkreten und dem tropfbaren; daher rührt auch seine stete Neigung in feste Masse (Insel, Cruor) und in Blutwasser zu zerfallen.

Das Blut ergänzt sich einmal und vorzüglich aus dem Speisesaft der ihm durch das Gekröse und durch die der Aneignung vorstehenden Gefäße und zuletzt durch den Brustgang zugeführt wird, und der schon mit Lymphe gemischt und dem Blute ziemlich analog ist, bevor er noch in selbiges übertritt, wo er jedoch, um ganz in das Blut überzugehen, längere Zeit mit ihm kreisen muß. Andernmals erhält das Blut den ihm nöthigen sublimern Stoff aus der Luft und zwar auf einem zwiefachen Wege, den größern Theil durch die Lungen, den mindern Theil durch die Sauggefäße der Hautoberfläche unsers Körpers.

Das was dem Blute unter dem Namen Speisesaft als Auszug aus dem Speisebrey durch die lymphatischen

Gefäße zugeführt wird, ist eigentlich Gallerte, die jedoch durch die Assimilationsgebilde schon gerinnartiger wird und den Uebergang in Eyweißstoff bildet. Man ist demnach genöthigt anzunehmen, daß der Speisesaft, noch ehe er in's Blut übertritt, schon im lymphatischen Systeme einen gewissen Grad von Oxydation erleidet, der ihn allmählig dem Blute homogener macht und dessen Coagulabilität und Concrescibilität hervorbringt.

Es ist demnach der Sauerstoff, der durch die Respirationsorgane sowohl, als durch die Sauggefäße der Haut in das Lymph- und Blutgefäßsystem gelangt, welcher die Verwandlung des Chylus in Blut befördert. Er vermag dieses vermöge der ihm inwohnenden Kraft, alle Dinge zu verändern, ihre eigenthümliche Bildung aufzuheben und sie zur höhern Potenz zu steigern. Deshalb findet bei dem Durchgang des Blutes durch die Lungen die kräftigste Einwirkung des Sauerstoffs auf den in das Blut neu aufgenommenen Chylus Statt, daher eine vollkommne Blutbereitung (Haematose) besonders von einer trefflichen Beschaffenheit der Athmungswerkzeuge abhängt, die beim Manne stärker und ausgebildeter zu seyn pflegen, als beim Weibe. Sonach kann man annehmen, daß der in's Blut übertretende Nahrungsstoff als Gallerte die erste Weihe in den Lymphgefäßen, die zweite, wo er zur Bildung des Eyweißstoffes gelangt, in den Venen, und endlich die dritte zur Faserstoffformirung in den Lungen und den großen Schlagadern erhält. Aus solchem Grunde findet auch bei jungen Personen und vorzüglich zur Zeit der Mannbarkeit die Blutbereitung in vollkommnern Grade Statt.

Im gesunden Zustande befindet sich das Blut vorzugsweise im Innern unsers Körpers, wird es auf der

Oberfläche sichtbar, oder bricht es durch Nase, Mund u. s. w. hervor, so ist dies Erscheinen (abgerechnet den Monatsfluß bei Frauen) eine Abweichung von der Norm, und wie wir später sehen werden, entweder Krankheit oder ein der Natur abgenöthigtes Heilbestreben

Das Blut bewegt sich in eigenen Gefäßen oder Kanälen, denn es steht nie still, dieweil alles Leben im Bewegen besteht; sein Centralorgan ist das Herz; von ihm aus geht es durch die Schlagadern zu allen Theilen des Körpers und kehrt dann durch die Blutadern (Venen) wieder zu dem Herzen und den Lungen zurück. Das Blut ist demnach der Nahrungsquell, aus dem alle Gebilde unsers Körpers, selbst die höhere Sphäre (Gehirn und Nerven) ihre Subsistenz beziehen, ja das Blut liefert diesen edelsten Organen nicht nur den Nahrungsstoff zu ihrer Selbsterhaltung, sondern auch das Material, aus welchem nur genannte Lebensinstrumente das Nervenmark und den Nervenäther, das Lebensagens oder Lebensprinzip entbinden. Demnach fließen im Blute nicht blos sichtbare, wägbare und erkennbare Stoffe, sondern auch sublimere, ätherische, die wir mit dem Namen der Imponderabilien belegen! — Das in den Schlagadern befindliche Blut ist an Farbe hochroth und dünnflüssiger, es ist mehr oxydirt, als das durch die Venen zum Herzen zurückkehrende, das dunkelroth und dickflüssiger ist, ein Uebergewicht an Kohlenstoff enthält, den es, sobald es zu den Lungen gelangt, wieder abgiebt und sich von neuem mit Sauerstoff sättigt.

Bildet das Blut auch, so lange es innerhalb seiner Gefäße sich bewegt und selbst noch im Hervortreten aus dem Körper, eine gleichförmige Flüssigkeit von bald hochrother, bald dunklerer Farbe, je nachdem es aus einer Schlagader oder Vene tritt, so besteht es doch aus flüssigen und festen Theilen, nämlich aus rothen Blutkügelchen, die sich im Blutwasser bewegen und der ganzen Masse die rothe Farbe ertheilen. Diese Blutkügelchen sind eigentlich der belebte Theil des Blutes, wahre Infusorien, die eine belebte Welt mitten im Blute bilden; ja das aus der Vene entzogene Blut giebt sich dem Forscherblicke des Untersuchenden noch in den nächsten Augenblicken selbst, als wahrhaft lebendig zu erkennen und man kann diese Versuche mit einem Tropfen frisch entzogenen Blutes sogleich anstellen, wo man mit bewaffnetem Auge (oder mittelst eines Vergrößerungsglases), dessen Schwingungen und das allmählige Absterben und Zersetzen leicht wahrnehmen kann.

Mit Recht betrachten wir das im Körper kreisende Blut als lebendig, und zusammengesetzt aus Starrem, Flüssigem und Luft, welche Bestandtheile auf das Innigste durchdrungen und verbunden sind und die sich uns dann deutlich zu erkennen geben, wenn wir das aus der Ader gelassene Blut genau beobachten. Aus diesem Blute entweicht nämlich zuerst das Blutgas oder der Blutdunst, der einen unangenehmen und ekelhaften Geruch verbreitet, der gewissermaßen dem Urin und Schweiße ähnelt. Dieses Blutgas dringt wahrscheinlich während des Lebens in jene feinen Haargefäße, von denen man annimmt, daß sie leer wären, auch bildet dies Gas das Blut zu einer elastischen dunstförmigen Flüssigkeit und vermöge solcher tritt der Lebensturgor hervor.

Ist der Blutdunst entwichen, so scheidet sich das Blut in zwei Theile ab, nämlich in das Blutwasser und in den Blutkuchen.

Wir betrachten zuerst das Blutwasser (Serum), das eine salzige Flüssigkeit ist. Chemisch untersucht, findet man in selbigem kochsalzsaure und phosphorsaure Soda, phosphorsaures Ammonium und phosphorsaure Kalkerde. Doch finden sich diese Salze nicht immer sämmtlich, oft fehlen mehrere und andere treten an ihre Stelle, auch differiren sie der Quantität nach gar sehr. Wichtiger ist es zu erfahren, daß sich Eyweißstoff, Gallerte und Soda (in seifenartiger Verbindung mit dem Eyweißstoff) vorfinden.

Der Blutkuchen repräsentirt für sich allein noch die sinnlichen Eigenschaften des Blutes, enthält recht eigentlich die plastischen Stoffe des Blutes, metallische Bestandtheile, den rothen Färbestoff (phosphorsaures Eisen) und den Faserstoff (den fibrösen Theil), welcher reich an Stickstoff ist, und die Grundlage aller fibrösen Bildungen, der Muskeln, des Knochengewebes u. s. w. abgiebt. Je gesünder, wohlgenährter und kräftiger der Mensch ist, um so größer ist bei ihm das Verhältniß des Blutkuchens zum Blutwasser. Ersahen wir schon früher, daß das Blut organisch und belebt ist, daß es das Vermögen besitzt, sich selbst zu reproduciren, sich zusammenzuziehen und auszudehnen, so ist auch zu beachten, daß diese Reizbarkeit des Blutes auch zur Fortbewegung desselben beiträgt und Antheil an dem Pulsschlage hat. Bei Entzündungskrankheiten und bei Schwangern ist das Blut reich an plastischen Stoffen, der Säuerungsprozeß (die Oxydation) ist erhöht, es ist ein Uebergewicht an Faserstoff, ein mehr oxydirter Eyweißstoff vorhanden, daher der Hang zur Ausschwitzung plastischer Lymphe und zur Bildung von falschen Häuten, so oft wahrgenommen wird. Ein in solchem Falle vollzogener Aderlaß läßt uns sofort das Entzündungsfell auf dem entzogenen Blute wahrnehmen, das stets ein Zeichen größerer Vereinbarkeit und Dichtheit, gleichwie eines höhern Oxydationsgrades des Blutes ist.

Bei Krankheiten, die auf Schwäche und auf einer Hinneigung zur Entmischung des Blutes beruhen, bieten sich bei Untersuchung des Blutes ganz entgegengesetzte Phänomene dar. So zeigt es sich, daß bei Individuen, die am Scorbut leiden, der Eyweißstoff des Blutes nur wenig gerinnbar, und der Blutkuchen sehr dünne ist. Ferner ist es Aerzten und Wundärzten bekannt, daß im Verlauf der nervösen und der sogenannten Faulfieber das Blut seine Gerinnbarkeit verliert und sich zur Fäulniß und Ammoniakbildung hinneigt. Wir sehen, daß Personen, welche an typhösen Blutflüssen (an asthenischen oder passiven) leiden, ein Blut ausleeren, das mißfarben, bräunlich, livid, dünnflüssig, demnach arm an plastischen Stoffen ist. Bleichsüchtige Damen besitzen ein blaßrothes und weißliches Blut, dem es an Eisen, Faserstoff und Eyweißstoff gebricht; dahingegen bei Wassersüchtigen der seröse Theil des Blutes leidet und arm an jenen Bestandtheilen ist, die wir früher genannt haben. — Nicht minder trägt es sich zu, daß bei Lungensüchtigen und bei Personen, die an Vereiterung wichtiger Eingeweide laboriren, oder an großen Abscessen in äußern Theilen leiden, das Blut Neigung zeigt, sich in Eiter zu verwandeln; so wie bei der Gelbsucht das Blut dergestalt von brennbaren Stoffen übersättigt ist, daß es zuweilen eine gallenähnliche Flüssigkeit bildet.

Doch ich kehre zu den Eigenschaften des Blutes im gesunden Zustande zurück und bemerke, daß die eigentliche Blutbildung sowohl, als die Art und Weise, wie der im steten Bilden und Rückbilden begriffene Organismus nach Bedarf sein Material aus dem Blute entlehnt, und sich jedes Gebilde höherer und niederer Art nur das ihm Aehnliche und Entsprechende aneignet, ein so geheimnißvoller

Akt ist, der dem Auge des Forschers wohl ewig verborgen bleiben wird! — Wir vermögen nur einen lebendigen Bildungstrieb als Triebrad dieser so wundervollen Metamorphose anzunehmen und werden aufgefordert des Allweisen Schöpfers Macht und Größe in tiefster Demuth zu bewundern. Bevor ich zur Beschreibung des Kreislaufes des Blutes übergehe, wird es nöthig anzuführen, daß die Temperatur des Blutes stets der natürlichen Wärme des Individuums gleich kommt, und ohngefähr $32\frac{1}{2}$° Reaum. beträgt. Betrachten wir nun den Kreislauf des Blutes, so werden wir genöthigt, das Herz als den Mittelpunkt im ganzen Blutgefäßsysteme anzunehmen. Von ihm aus geht der Blutstrom einerseits aus der rechten Herzkammer durch die Lungenschlagadern in die Lungen, andererseits aus der linken Herzkammer durch die Aorta und ihre Verzweigungen in alle Theile des ganzen übrigen Körpers. Indem nun das Blut in den Schlagadern abwärts strömt, wird dieses hellrothe und mit Sauerstoff gesättigte Blut zu allen Theilen unsers Körpers geführt, um denselben Nahrungsstoff zuzuführen. Die Endungen dieser Schlagadern werden immer kleiner und endigen sich in Haargefäße, welche sich in die so mannichfaltigen Gebilde des Körpers verlieren; wo dann das Blut wieder von den feinsten Endungen der Blutadern (Venen) aufgenommen und allmälig in die größern Stämme dieser Blutgefäße übergeführt und so zum Herzen zurückgebracht wird. Dieses venöse Blut ist dem erstgenannten arteriellen hinsichtlich seines Gehaltes an Sauerstoff entgegengesetzt, denn dieser fehlt ihm, es ist mit Kohlenstoff überladen, den es bei der Rückkehr zu den Lungen dort absetzt und sich von neuem mit Oxygen sättigt. Beide Gefäßsysteme, das arterielle und das venöse, haben demnach entgegengesetzte Richtungen und ganz besondere Nutzleistung, die jedoch zu einem und demselben Zwecke, der Ernährung und Erhaltung des Individuums dienen.

Zieht man nun die so mirakulöse Fortbewegung des Blutes durch alle Theile des Körpers und dessen ununterbrochene Rückkehr zum Herzen in Erwähnung, so bleibt allerdings nur übrig, trotz der Kraft des Herzens und der Schlagadern, dem Leben des Blutes selbst und dessen mächtiger Einwirkung auf die Arterien und Venen, einen großen Antheil an dieser so höchst merkwürdigen und rastlosen Thätigkeit zuzuschreiben. Wir sind genöthigt anzunehmen, daß dieser Kreislauf des Blutes dem individuellen Lebensprozesse des Menschen (wie jedem Thiere nach Bedarf) entspricht, gleich wie er in jedem Organe unsers Körpers nach dem eigenthümlichen Leben dieses Gebildes Statt hat. Es verdient vorzüglich beachtet zu werden, daß diese kreisenden Bewegungen unsers Blutes ganz übereinstimmend mit jenen Bewegungen sind, die wir an den Himmelskörpern und an unsern Planeten gewahr werden. Denn Alles, was lebt und auf Leben Anspruch macht, äußert dies durch innere und äußere Bewegung und der Kreislauf des Blutes kommt demnach dem thierischen Körper von der Natur aus zu. Dabei ist dieser Blutumlauf bekanntlich bei dem im Mutterleibe befindlichen Kinde von abweichender und dem Bedarf desselben entsprechender Art. Was übrigens die Mitwirkung des Herzens und der Gefäße bei dem Kreislauf des Blutes betrifft, so ist es erwiesen, daß das Herz sich gegen das aus seinen beiden Kammern ausströmende Blut als ein Druckwerk verhält. Es ist klar, daß das in die Schlagaderstämme durch die Zusammenziehung des Herzens getriebene Blut ein starkes

Vorwärtsdrängen des schon darinnen und in gleicher Richtung begriffenen Blutes bewirkt und eine momentane Erweiterung der nachgiebigen Wände der Adern hervorbringt. Es ist nicht zu verkennen, daß das Blut durch die Contraction der Schlagaderhäute selbst aus den Stämmen in die kleinen Verzweigungen getrieben wird, da es nur in dieser Richtung einen Weg zu seiner Fortbewegung findet. Auch lehren alle die deshalb angestellten Untersuchungen, daß der Forttrieb des Blutes in den Arterien durch die vereinte Druckkraft des Herzens und der Schlagadern bis in deren kleinste sichtbare Verzweigungen mit den Augen zu verfolgen ist, und daß selbst die beginnende Rückbewegung in den kleinsten Venenverzweigungen aufzufinden ist, so daß der Rücklauf des Blutes durch die Venen zum Herzen deutlich sich darstellt. Und in letzterer Beziehung läßt es sich auch behaupten, daß das Herz sich gegen das zu seinen beiden Abtheilungen zurückgelangende Blut als ein Saugwerk verhalte.

Wenn nun vermöge des Kreislaufes das Blut zu allen selbst den entferntesten Theilen unsers Körpers gebracht wird, um jedem den nöthigen Ersatz zuzuführen, so wird hierdurch auch die Entbindung der thierischen Wärme erzweckt. Denn, indem das Blut in den Lungen sich oxydirt und in den Haargefäßen das Blutwasser absetzt, in den Muskeln eine Verbrennung der phlogistischen Stoffe übersteht, so wird durch unaufhörliche Zersetzung und Mischungsveränderung des Blutes die thierische Wärme erzeugt, die demnach Produkt der unausgesetzten Verwandlung des arteriellen Blutes in venöses, und des venösen Blutes in arterielles ist. Aus solchem Grunde kann man den Umlauf des Blutes auch als einen Elektricitäts- und Wärmeleitungsprozeß betrachten.

Gehen nun Bildung und Ernährung vorzüglich vom Blute aus, und ist es nachweisbar gewiß, daß in der Urbildung das Flüssige eher wahrgenommen wird, als das Starre und Feste, so ist andernmals auch nicht zu verkennen, daß das Blut und dessen Kanäle unter der höhern Direction des Gehirns und der Nerven stehen. Selbst das Herz, in welchem man keinen directen Nerveneinfluß nachweisen kann, das gleichsam für sich besteht und gleich dem Gehirn und den Lungen einen eignen Heerd der Vitalität bildet, ist dennoch durch die Verbindung mit den Lungen dem Gehirn theilweis untergeordnet. Gleichwie das Gehirn vermöge seiner Blutgefäße ebenfalls in einer gewissen Dependenz von dem Herzen erhalten wird. Und wie mächtig und gebietend der Einfluß der Nerven auf die Ernährung jedes Gebildes unsers Körpers ist, ersieht man schon daraus, daß, wo die Nerven gelähmt sind, das Organ, trotz des fortdauernden Zuflusses des Blutes schwindet und dahin welkt. Auch spricht die Erfahrung, daß psychische Reize z. B. Affecte und Leidenschaften angenehmer und trauriger Art so auffallend stark auf die Bewegung des Blutes, auf Herz und Pulsadern einwirken, recht laut dafür, daß der Kreislauf des Blutes von den Nerven abhängt.

Streng genommen kann man zwar keine Krankheiten des Blutes und der Säfte überhaupt annehmen, indem dann, wann selbige erkrankt sind, die festen Theile mitleiden müssen. Eben so wenig kann es keine Krankheit der festen Theile geben, wo nicht das Blut folgerecht mitleidet; doch ist es Thatsache, daß Krankheiten ursprünglich in diesem oder jenem Systeme, oder in irgend einem Organe beginnen und sich eine Zeitlang ausbilden können, ehe sie dahin gelangen, den Gesammtorganismus in Mitleidenheit zu ziehen. Demnach ist es schulgerecht und ersprießlich, jene Krankheitsformen, die im Blute wurzeln und aufkeimen, ehe und bevor sie die festen Theile in Consens ziehen, auch als Krankheiten des Blutes zu betrachten und zu lehren, wie selbige getilgt und aufgehoben werden können, bevor sie noch dem Totalorganismus gefahrbringend werden.

Ist es nun gewiß genug, daß eine Unzahl von Krankheiten bedeutungsvoller Art aus dem Blute entspringen, und daß selbige zeitig erkannt, leicht und baldigst aufgehoben werden können, dann aber, wann sie verkannt dahin gedeihen, die festen Theile zu ergreifen, der Kunst trotzen und oft genug den Untergang der Maschine herbeiführen; so ist es sonder Zweifel ein nützliches Unternehmen, wenn ich einen so heilbringenden Unterricht zu ertheilen mich mühe.

Giebt es doch unter Gebildeten aus allen Ständen Tausende und abermals Tausende von Individuen, die ununterrichtet über die Folgen, welche aus diesen und jenen Abnormitäten des Blutes entspringen, viel zu spät die ärztliche Hülfe in Anspruch nehmen, und so ein Opfer der Ignoranz werden. Fügt es sich sogar häufig, daß Kranke der Art ebenfalls aus Unkenntniß zu falschen und schädlichen Mitteln ihre Zuflucht nehmen, oder solchen Rath benutzen, der von Personen herrührt, die zum Heilgeschäft nicht berufen sind. Gebricht es mit einem Worte nicht an Hülfbedürftigen, die willig die Gelegenheit, sich über so wichtige, ihr zeitliches Wohl betreffende Gegenstände zu belehren, ergreifen würden, wenn sie sich ihnen darböt; so darf ich die Hoffnung hegen, daß mein Vorhaben ganz dem Wunsche der Bedrängten und Hülfesuchenden entsprechen und selbigen zum Nutzen gereichen wird.

Ueber die Beschaffenheit des Blutes im Allgemeinen.

Man spricht im gewöhnlichen Leben viel über Reinheit und Gesundheit des Blutes, ohne jedoch versichert zu seyn, daß man ein solches Blut besitze. Nicht minder hört man oft gewisse Fehler des Blutes nennen, ohne daß deren Gegenwart bestimmt nachgewiesen werden kann. Es gab eine Zeit, wo die Aerzte die Ursache aller Krankheiten im Blute und überhaupt in den Säften suchten, und auf diese Hypothese ihr Heilverfahren gründeten. Späterhin verwarf man diese Säftetheorie ganz, und erklärte das Erkranken von den festen Theilen aus. Beide Schulen irrten, indem sie halsstarrig der Einseitigkeit huldigten und auf Lehrmeinungen beharrten, die nur in der Verschmelzung und in der beiderseitigen Würdigung, der leidenden Menschheit Heil gewähren konnten. Dahin ist es nun endlich gediehen, und der gewissenhafte und gebildete Arzt weiß recht wohl, daß es Krankheiten giebt, die aus dem Blute und den übrigen Säften entspringen und früher oder später die festen Theile in Mitleidenheit ziehen, als es ihm Gegentheil bekannt ist, daß andere Krankheiten in starren und festen Gebilden ihren Ursprung nehmen, jedoch bei längerm Verlauf auch beeinträchtigend auf das Blut wirken. Hier, wo es sich nicht um Theorieen und Lehrmeinungen handelt, wo es mir einzig darum zu thun ist, eine treue Darstellung des Blutes, gewisser Eigenthümlichkeiten desselben und der aus ihm entspringenden Krankheiten zu ertheilen, werde ich mich einzig an das halten, was erfahrungsgemäß wahr und heilbringend ist.

Wer von gesunden Eltern abstammt und von ihnen erzeugt wurde, als der Vater im kräftigen Mannesalter, die Mutter in der Blüthe ihrer Jahre stand, wer von einer solchen Mutter gesäugt und nach dem Entwöhnen bei einfacher und mäßig nährender Kost und Wasser als Getränke aufgezogen worden ist. Wer nach dem Eintritt der Pubertät im Jünglings- und Jungfrauenalter mehr von Vegetabilien als von Fleischnahrung lebt und bei dem reinen Brunnenwasser, als dem Indifferentesten aller Getränke, beharrt. Wer als Kind und Jüngling bei Tage und bei Nacht eine reine und gesunde Luft einathmet, nur so viel sitzt, als er nothwendig sitzen muß, übrigens aber viel Bewegung im Freien genießt und demnach fähig ist, seine Kräfte und Säfte zu verarbeiten.. Wessen Hautorgan im kindlichen Alter sowohl, als in spätern Jahren durch fleißiges Waschen, Baden und Wäschewechsel gepflegt und gestärkt wird. Der dessen Geist und Gemüth durch eine religiös sittliche Bildung die Richtung zum Reinen und Unbefleckten erhält, und selbige im Gewühle der Welt und ihrer ebenso verführerischen, als verderblichen Reize zu bewahren stark genug ist; nur ein solches Individuum vermag gerechten und vielgeltenden Anspruch auf ein gesundes und untadelhaftes Blut zu machen. Zwar kann man nicht unbedingt annehmen, daß sich Krankheiten der Eltern direkt auf die Kinder fortpflanzen, allein eine gewisse Neigung und Anlage zu selbigen wird eben so gewiß übertragen, als der Sohn, des Vaters Ebenbild, aufgedrückt erhält, sein Temperament erbt und selbst in moralisch-psychischer Beziehung eine Charakterähnlichkeit verräth! — Wer demnach das Unglück hat, von kranken und siechen Eltern abzustammen, so zu sagen in Sünden erzeugt worden ist, wohl gar von einer kranken oder schwachen Mutter gesäugt ward, dessen Blut kann unmöglich von tadelloser Mischung und fleckenloser Beschaffenheit seyn.

Wenn diese sonnenklare Wahrheit auf Viele meiner geehrten Leser und Leserinnen recht niederbeugend wirkt, so erhebe sie der Gedanke, daß auch der vom Mutterleibe aus stiefelterlich Begabte, und sogar Verwahrloste, durch lang fortgesetzte frugale und naturgemäße Lebensweise und überhaupt durch einen in sittlicher und physischer Beziehung streng musterhaften Lebenswandel sein Blut zu verbessern, und seinen Organismus zu stärken, gar wohl im Stande ist! — Denn es geht mit dem Leibe, wie mit dem Geiste, beide sind der Verbesserung fähig, und der ernste feste Wille vermag viel.

Es fließt aber auch aus diesen Thatsachen die Verpflichtung, daß junge und heirathsfähige Personen beiderlei Geschlechts, und vorzüglich Mannspersonen, möglichst darauf Bedacht nehmen sollen, sich bis zur Eingehung einer ehelichen Verbindung sittlich rein und keusch zu verhalten; und daß alle diejenigen, welche sich kränklich, schwach und ungesund fühlen, sich nicht eher verheirathen sollten, als bis sie der Arzt für vollkommen genesen erklärt.

Auch der Himmelsstrich, unter dem wir wohnen, hat Einfluß auf unser Blut, es scheint im Norden dünnflüssiger und minder phlogistisch zu seyn, als im Süden, auch prävalirt in kalten Ländern die Arteriellität, in heißen die Venosität.

Diesen Einfluß erkennen wir übrigens aus den Temperamenten am deutlichsten. Wir verstehen nämlich unter dem Temperamente die eigenthümliche Geblütmischung und Nervenstimmung des Individuums, oder die Besonderheit eines Menschen, in so ferne sie als Gesammtheit seiner Individualitäts-Bestimmungen erkannt wird. Bekanntlich nehmen wir nach der Lehre des berühmten griechischen Arztes Galen vier verschiedene Temperamente an, die sich stets als wahr bewährt haben und eben so gut das Naturell des Menschen genannt werden könnten. Sie beruhen auf dem Systeme der Elemente. Um unsere Körperbeschaffenheit (Constitution), den Zustand der festen und flüssigen Theile genau kennen zu lernen, auf daß wir uns abzuschätzen vermögen, wird es vor allem erforderlich zu erfahren, welches Temperament bei uns stattfindet. Aus solchem Grunde will ich zum Besten meiner Leser eine genaue Beschreibung derselben beifügen, auf daß sie das, was sie beherrscht, selbst aufzufinden vermögen.

Wir beginnen mit dem phlegmatischen oder lymphatischen Temperamente, welches das Temperament der vorherrschenden Reproduction ist, dessen Charakter nach der Bezeichnung der Alten kalt und naß ist. Hier finden wir ein auffallendes Uebergewicht der weißen Säfte über das Blut. Denn die mit diesem Temperamente Begabten haben ein Uebergewicht an wässerigten und schleimigten Säften, und hierdurch leiden ihre festen Theile, sie haben weiche und schlaffe Muskeln, träge Nerven, sind minder reizbar, haben ein aufgedunsenes Zellgewebe, ein blasses Gesicht, eine bleiche Haut, einen schwachen, weichen und langsamen Puls, sondern viel Rotz und Schleim ab, sind stumpfsinnig, träge und verdrossen zu freiwilligen und unfreiwilligen Handlungen, ihr Blick ist matt und leblos, ihr Gedächtniß schwach, ihre Phantasie erstorben, empfinden wenige thierische Triebe, sind daher schwach zur Zeugungskraft, fühlen große Vorliebe zur Ruhe und inkliniren zu Catarrhen, Schleimflüssen, zur Bleichsucht und zur Wassersucht. — Da im kindlichen Alter das reproduktive System vorherrscht, (das Gefäßsystem noch zurückgedrängt und die Nerven schwach sind!) so findet sich in diesem Alter und bis gegen Eintritt der Pubertät dies Temperament häufig, wo es jedoch nicht bleibendes Mitgift aus dem Schooße der Natur ist, verwischt es zur Zeit der Mannbarkeit und das eigenthümliche Naturell tritt an die Stelle. Allegorisch nennt man demnach das phlegmatische Temperament auch das Bild der Kindheit, der Trägheit und Unempfindlichkeit.

Das sanguinische Temperament, oder das eigentliche Bluttemperament; hier herrscht das Gefäßsystem vor, und die Irritabilität ist von ihrer negativen Seite erhöht. Nach der Bezeichnung der Alten ist dieses Temperament warm und feucht, und der Körper des Sanguinikers ist weich und zart mit heißem Blut begabt. Ein solcher Organismus bewegt sich leicht, angenehm und bestimmt, jedoch ohne große innere Energie, die arterielle Seite des Gefäßsystems ist vorherrschend, der Puls lebhaft, häufig und regelmäßig, die Respiration vollkommen, die Temperatur des Körpers erhöht, die Einbildungskraft feurig, es sind Gemüthsmenschen mit scharfen Sinnen, mit reizbaren und empfindlichen Nerven, ihre Handlungsweise ist rasch, aber ohne Ausdauer, rasch springen sie im gesellschaftlichen Umgange von einem Gegenstande zum andern über. Frohsinn ist bei selbigen mit Gutmüthigkeit und meist mit Wollust gepaart, und sie inkliniren zu entzündlichen Krankheiten und zu aktiven Blutflüssen. Sinnbildlich stellt dies Temperament das Bild der Jugend dar!

Das cholerische Temperament bietet, nach der Meinung der Alten, Wärme und Trockenheit dar, die Irritabilität ist von ihrer positiven Seite erhöht. Magere und gedrungene Körper inkliniren zu selbigem, die straffe Muskeln, einen vollen und harten Puls, einen mehr gelblichen Teint und dunkle Haare haben. Bei ihnen findet ein fester Wille, große Ausdauer, viel Geistesvermögen Statt, und sie sind sehr leidenschaftlich, zwar großmüthig, aber zornig, ruhmsüchtig und stolz. Die Neigung dieses Temperamentes zum Gallenerguß und zu Krankheiten, die aus krankhaft erhöhter Venosität entspringen (Leberkrankheiten, Hämorrhoiden und Hypochondrie), wird aus dem Namen erkannt, und die Gesammtsattribute desselben stellen das Bild des Mannes dar.

Endlich ist noch das melancholische Temperament, das auch das schwarz-galligte und atrabilarische genannt wird, zu betrachten. Man hat ihm in neuerer Zeit bei Männern auch den Namen des nervösen, bei Weibern des hysterischen Temperamentes beigelegt. Solche Personen haben straffe Muskeln und ein zähes dickes Blut, ein minder reizbares, aber dennoch empfindliches Nervensystem. Sie sind scharfsinnig und für ernste Betreibung der Künste und Wissenschaften geeignet, zu Nervenkrankheiten, zu schwarzgalligten Krankheiten und zu Dyskrasieen geneigt; sind ernst, argwöhnisch, geizig, und stellen das Bild des Alters dar.

Diese Temperamentslehre ist demnach einflußreich auf die Beschaffenheit des Blutes, und wir ersehen, daß bei dem Phlegmatiker die Quantität des Blutes geringfügig ist, und dessen Qualität nichts taugt, indem die Mischung deutlich verräth, daß Mangel an Plasticität obwalte. Der Sanguiniker besitzt zwar viel rothes und dünnflüssiges

Blut, aber der Charakter der Kraft gebricht ihm; daher sind auch die festen Theile weich und minder stark, als bei dem Choleriker, wo das Blut und die aus ihm producirten Organe die Merkmale der Stärke und Kraft verrathen, jedoch auch zur Unterleibsvollblütigkeit und deren Folgen hinneigen. Endlich beweist das melancholische Temperament, daß hier im Blute der Kohlenstoff vorwaltet, die Irritabilitätsäußerungen schwach sind, daß die Unterleibsgeflechte der Nerven vorherrschen und demnach die vegetative Sphäre den Sieg über die höhere animalische davon trägt.

Es verdient jedoch bemerkt zu werden, daß das Temperament nicht immer rein phlegmatisch, sanguinisch u. s. w. ist, sondern daß eine Mischung von zwei Temperamenten häufig obwaltet, von denen immer eins vorwaltet. Um demnach sich selbst und die Beschaffenheit des Körpers kennen zu lernen, wird es erforderlich auch zu wissen, welches gedachter Temperamente prädominirt.

Das Alter selbst hat auf die Qualität und Quantität des Blutes einen großen Einfluß, denn das Kind hat weit mehr weiße als rothe Säfte, und sein Blut ist minder reich an plastischem Stoffen, da selbige zur Ausbildung und zum Wachsthum verwendet werden. Reicher am Blute ist das Jünglings- und Jungfrauenalter, wo das Blut jedoch sich einer egalen Mischung erfreut, da es hingegen auf dem Culminationspunkte der Kraft im Mannesalter überladen mit bildenden Stoffen ist. Ferner ist das Blut bei Frauen minder reich an Sauerstoff und sublimen Bestandtheilen (den sogenannten Imponderabilien), als bei Männern, ist aber um so mehr mit Faserstoff überladen. Im rückschreitenden Alter ist sein Gehalt an feinen und plastischen Stoffen unbedeutender, doch dependirt das gar sehr von der Ernährungs- und Lebensweise des Individuums. So prädominirt bei Männern im Allgemeinen die Arteriellität, bei Frauen die Venosität! — Besonders reich an Nahrungsstoff ist das Blut der Schwangern, wie uns der bei selbigen unternommene Aderlaß lehrt.

Vor allem aber ist es die Diät und Lebensweise, welche auf die Qualität und Quantität des Blutes einen mächtigen Einfluß ausüben. Denn wir vernahmen, daß das Blut sich einmal durch Aufnahme des Speisesaftes und dann durch Zutritt des Sauerstoffs aus der Luft ergänze und vervollkommne. Wer demnach eine sehr nahrhafte Kost genießt und eine reine und gesunde Luft bei Tag und Nacht einathmet, führt dem Blute köstliche Materialien zu. Doch da diese Stoffe aus der Außenwelt nicht direkt in's Blut übertreten, sondern Speisen und Getränke erst eine Digestion im Magen und dem Dünndarme überstehen und hier mit Säften vermischt werden, (Speichel, Magensaft, Bauchspeicheldrüsensaft und Galle!) so dependirt ja die Bereitung eines guten Speisesaftes von der Beschaffenheit des Magens, der Därme und jener Organe, welche die Verdauungssäfte absondern und drüsigter Natur sind. Endlich geht selbst ein trefflicher und wohl bereiteter Speisesaft dennoch nicht direkt in's Blut über, sondern wird erst in den Gekrösdrüsen, mittelst Zusatzes von Lymphe zur Aufnahme tüchtig und geschickt gemacht, sonach hängt folgerecht die Bereitung des Blutes auch gar sehr von der Integrität und Thätigkeit dieser zur Assimilation bestimmten Partie des lymphatischen Systemes ab.

Wo demnach die zur Aneignung der rohen Nahrungsstoffe bestimmten Drüsen und lymphatischen Kanäle nicht gesund und kräftig sind, da findet keine normale Blutbereitung Statt, wie wir dies bei Scrophelkranken täglich zu sehen Gelegenheit finden. Denn trotz den kräftigsten Speisen und Getränken werden Personen, deren Drüsen überhaupt und deren Gekrößdrüsen im Besondern leiden, nicht nur nicht gedeihen, sondern abzehren und dahinwelken! Wenn dies der Fall hinsichtlich des Speisesaftes ist, so findet hinsichtlich der Luft, als des zweiten Nahrungsquelles des Blutes, ganz dasselbe Statt. Es hängt nämlich die Aufnahme der Lebensluft in das Blut vorzugsweise von der Beschaffenheit der Lungen und übrigen Luftwege, und endlich auch von dem Hautorgan ab. Sind Luftröhre, deren Verästelungen und die Lungen gesund und kräftig, wohlan so wird der Sauerstoff leicht zum Blut geführt und Kohlenstoff und Azote aus dem Blute entfernt werden. Dasselbe findet Statt, wann die Haut, die unsern Körper überzieht, wohl gereinigt und bestens kultivirt wird. Dahingegen bei kranken Lungen und einem verstopften unreinen oder auf andere Weise kranken Hautorgane die Blutbereitung nicht gehörig und fehlerhaft von Statten gehen muß.

Wer demnach ein gesundes Blut bereiten will, muß darauf sehen, daß die Bedingungen dazu vorhanden sind, er muß beflissen seyn, gesunde Drüsen und Lymphgefäße, kräftige Lungen und ein gesundes und gestärktes Hautorgan zu besitzen. Diese zur Blutbereitung unentbehrlichen Erfordernisse sind jedoch nur dann zu erlangen, wenn wir die Kinder schon von zarter Jugend höchst reinlich halten, sie fleißig baden und waschen, wenn wir sie sehr zeitig an eine reine und gesunde Luft gewöhnen und sie bei Tage und Nacht in selbiger erhalten, und wenn wir endlich darauf bedacht sind, sie vom Mutterleibe aus nach den Regeln der Diätetik zu nähren. Denn soviel ist gewiß, daß Mangel an Hautkultur, Aufenthalt in ungesunder Luft, und schwer verdauliche, mehligte, zähe und fette Kost, gleichwie Mangel an Bewegung den Grund zu Krankheiten des Lymph- und Drüsensystems legen, wodurch die Blutbereitung behindert wird; und daß ein solches Erkranken stets in den frühesten Kinderjahren Statt findet und auch nur zeitig entdeckt in diesem Lebensalter noch glücklich beseitigt, später jedoch nur selten gänzlich getilgt werden kann.

Zur Bereitung eines guten Blutes nützen jedoch auch nur solche Nahrungsmittel, die unserm Organismus angemessen sind; und wie viel bleibt in solcher Beziehung nicht zu erinnern! Fehlen wir nicht täglich und stündlich im Genusse von Speise und Trank?! Hat uns nicht der Culturstand gänzlich der Natur entrückt?! Ist es nicht dahin gekommen, daß wir von der einfachen und naturgemäßen Ernährungsweise, zu der uns früher der Instinkt, später die Vernunft einlud, gänzlich abgewichen sind? Wie ist es möglich, daß bei dem täglichen Genusse solcher Speisen, welche die sogenannte feine Kochkunst liefert, die einen von fettbereiteten und mit Gewürzen aller Art reich versehenen Mischmasch bildet, wo die an und für sich dienlichen Nahrungsmittel durch Zusatz heterogener und wahrhaft schädlicher Stoffe, und durch die Bereitung selbst, wo nicht zu Giften, doch zu schädlichen Dingen werden, ein in seiner Zusammensetzung und Mischung gesundes Blut bereitet werden kann?! Zwar sträubt sich die Natur lange gegen die Aufnahme so widriger und ungleichartiger Stoffe, (wie wir dies bei Kindern sehen, die alles Geistige, Gewürzreiche und Pikante von sich weisen, bis es ihnen aus Unverstand der Eltern gewaltsam aufgedrungen wird!) bis sie endlich durch das unaufhörliche Darbieten derselben zur Aufnahme gezwungen wird. Und ist dies nicht derselbe Fall mit den Getränken?! — Wie ist es auch nur denkbar möglich, daß unser Blut durch häufigen und vielen Genuß Alkohol enthaltender Getränke, starker Weine und Biere und der verschiedenen geistigen Getränke aller Art, in seiner Mischung gesund erhalten werden kann?! Mag auch für Erwachsene und für Personen, die ihre Kräfte und Säfte genügend verarbeiten, nach Beschaffenheit der Produktion des Erdstriches, den sie bewohnen, ein Glas Wein oder Bier gesund und dienlich seyn; so darf doch ersterer nur leicht und rein, das Bier nur einfacher Art seyn, und beides nicht in zu großer Quantität, nur als Ersatz gebendes, nicht als Durst löschendes Getränke betrachtet werden! Und nie sollen wir vergessen, liegt es uns anders am Herzen, ein dünnflüssiges, reines nnd gesundes Blut zu gewinnen, daß reines Brunnenwasser der wahre Lebensquell für uns ist, und daß wir vor allen andern naturgemäß an dieses Getränke gewiesen sind. Ja, wollten wir nur der innern Stimme Gehör leihen, so würden wir oft genug an den Genuß des Wassers erinnert werden, der Durst verlangt nach ihm; aber der verwöhnte Gaumen zieht andere Flüssigkeiten vor.

Bedenkt man noch, welchen schwer entdeckbaren Verfälschungen alle Wein- und Biersorten unterworfen sind, wobei ich hier nur auf den gewöhnlichen Zusatz von starkem Branntwein (Weingeist) aufmerksam machen will. Sieht man, wie selbst Arrak, Rum, Branntwein und alle Arten gebrannter und mit Zucker versüßter Wässer (sogenannte Liqueure) oft und viel genossen werden. Wie diese Getränke noch mit Giften vermischt und geschwängert sind, so darf man sich nicht wundern, wenn Krankheiten des Blutes und der Nerven jetzt an der Tagesordnung sind, und wenn sich die Krankheitsformen so vermehren, daß wir deren jetzt über zweitausend zählen, wo man zu Zeiten des Verfalles Roms nur einige hundert kannte und selbst diese als Folge einer üppigen und schwelgerischen Lebensweise betrachtete.

Ziehen wir in Erwähnung, daß der tägliche Genuß des Kaffees und Thees auf unser Blut nicht anders als nachtheilig einwirken kann, daß sie es ebenfalls erhitzen und ausdehnen, und daß diese Getränke sogar zu Lieblingsgetränken geworden sind; so kann es nicht fehlen, daß, wie ich später zu zeigen gedenke, das Erkranken vom Blute aus und fortzeugend auf alle Gebilde jetzt häufiger, denn je, vorkommen muß! — Um demnach sich eines reinen und gesunden Blutes zu erfreuen, werden wir ganz so leben müssen, als es die Regeln der Diätetik erheischen. Schlicht und einfach zubereitet, sollen die Speisen seyn, die wir zu uns nehmen. Jede Nation hat erfahrungsgemäß ihre eigene Kochkunst, deren Fundamentalsätze auf gewissen Eigenthümlichkeiten beruhen, die sich von den Ureltern herschreiben und um deshalb als Norm dienen, weil sie dem Bedarf entsprechen und in einer gewissen Beziehung zu dem Klima stehen. Wir Deutschen müssen demnach nach dem Schema unserer Altvordern die Küche bestellen und alle Einmischung der englischen und französischen Kochkunst und selbst die Raffinerien der unsrigen weglassen. Denn frugal und mäßig muß die Mahlzeit seyn, mehr aus Gemüsen als aus Fleischspeisen bestehen, Gewürze, Schmalz, Fett, Oel, schwer verdauliche Dinge, zu vieles Salz, Gemengsel von heterogenen und einander entgegengesetzten Ingredienzen, müssen wir durchaus meiden,

Wein oder Bier dürfen wir nur in mässiger Quantität genießen und wer durchaus auf Caffee besteht, mag nur eine Tasse desselben zu sich nehmen, und andere geistige und erhitzende Getränke nur bei außerordentlicher Gelegenheit in Gebrauch ziehen. Auch muß die Ernährungsweise dem Alter entsprechend seyn, in dem wir uns befinden, wollen wir anders Anspruch auf ein gesundes und frisches Blut machen. So gebührt dem neugebornen Kinde neun volle Monate die Mutterbrust, fließt diese jedoch reichlich, so ist es nachtheilig noch nebenbei Nahrungsmittel zu geben. Aeltern Kindern und jungen Personen sind Gemüse, Obst, Milchspeisen weit dienlicher als Fleisch und wenn ihnen Letzteres auch nicht versagt wird, so darf es doch nur in geringer Gabe gereicht werden, gleichwie als Getränk nur reines Wasser, höchstens mit ein wenig Wein vermischt, oder dünnes Bier, sogenanntes Halbbier, für sie paßt. Auch auf der Höhe der Kraft im Mannesalter, bedürfen wir der sehr nahrhaften Speisen und der reizend-stärkenden Getränke durchaus nicht, denn gerade in dieser Lebensperiode entbindet die Fülle der Gesundheit, welcher wir uns erfreuen bei mässiger und frugaler Kost Kraft genug, und wer nicht strapaziöse Arbeit verrichtet und sich nicht täglich im Freien herumtummelt, ist sogar außer Stand, die Kräfte und Säfte zu verzehren, die er besitzt. Ueberladen wir zu solcher Zeit das Blut mit Nahrungsstoff und führen wir ihm geistige, gewürzhafte und erhitzende Dinge zu, so kann es ja nicht fehlen, daß es zu dicht, zu zähe, zu elastisch wird, und zu vielen schweren Krankheiten Veranlassung giebt.

Nur das Alter, die Periode des rückschreitenden Lebens, erheischt allmählig nahrhafte und kräftige Speisen, Wein oder Bier; jedoch nur stufenweis und nach Bedarf.

Denn nur der Körper fordert starken Ersatz, der viel Kraftaufwand hat, und es ist wohl zu merken, daß hier vom Aufwand der Muskelkraft die Rede ist, durchaus nicht von Consumtion der Geisteskraft. Denn obwohl Kopfanstrengung auch die Gehirnthätigkeit erschöpft und destruirend auf den Körper wirkt; so findet doch ein namhafter Unterschied statt. Denn der Verlust an Muskelkraft oder das Verzehren der physischen Kräfte des Körpers, fordert gebieterisch nicht nur Ruhe und Schlaf, sondern auch Speise und Trank als Ersatz; da hingegen andaurende Geistesanstrengung weit mehr Ruhe und das Aussetzen der Kopfarbeit verlangt. Darum ist es der thierischen Oeconomie ganz entgegen gehandelt, wenn Gelehrte und solche Personen, welche ihren Kopf sehr anstrengen müssen, die erschöpfte Gehirnthätigkeit durch hitzige Getränke, als Wein, Caffee u. s. w. ersetzen und zu fortdauernden Arbeiten animiren wollen. Sie thäten besser, wenn sie dem erschöpften Gehirn Ruhe gönnten oder sich Bewegung und Zerstreuung im Freien machten. Denn ein lang fortgesetztes und über die Gebühr hinausgedehntes Studiren führt jene Disharmonie herbei, vermöge welcher die höhere Sphäre oder der eine Pol unsers Organismus (Gehirn, Rückenmark und Nerven!) von der niedern Sphäre (dem Blute) überwältigt wird. Solche andauernde Geistesanstrengung hebt nicht nur das Gleichgewicht auf, das zwischen Nerven und Blute stattfindet, sondern es bewirkt sogar eine allgemeine oder mindestens örtliche und sogenannte Unterleibsvollblütigkeit.

Aus so trifftigem Grunde bedarf es auch, wollen wir anders eine normale und gesunde Mischung des Blutes bezwecken, daß wir in Bezug auf Geistesanstrengung Maaß und Ziel halten, und dem Gehirne Erholung und dem

Körper Bewegung verschaffen. Denn vom Geiste aus wird das Blut gewaltsam aufgeregt, und wenn wir, wie es gewöhnlich Statt hat, bei dergleichen Arbeiten viel sitzen und uns im Genuß von Speise und Trank nicht mäßigen, kann es nicht anders kommen, als daß unser Blut, besonders das aus dem Unterleibe zum Herzen zurückfließende, sich in quantitativer und qualitativer Hinsicht vermehrt und abnorm verändert und in's Stocken geräth; der Folgen hier nicht zu gedenken.

So gewiß nun eine strenge Diät in psychischer und physischer Beziehung zur Erhaltung und Bewahrung eines gesunden Blutes sehr erforderlich ist; eben so bedarf es hierzu auch vieler Bewegung im Freien und solcher Arbeiten die einen bedeutenden Aufwand von Muskelkraft erfordern. Es ist nemlich erwiesen, daß die Verrichtungen unserer Gebilde und besonders der Kreislauf des Blutes und alle Ab- und Aussonderungen nur dann normal von Statten gehen, wenn wir, die zur Bewegung und activen Lebensweise geschaffen sind, auch ein thätiges und reges Leben führen. Viel gehen und viel körperliche Bewegung, oder solche Arbeiten, die großen Aufwand von Kraft und Saft fordern, müssen wir uns machen, um ein schönes, frisches und gesundes Blut zu erhalten.

Vor Alters hielt man viel auf blutreinigende und blutversüssende Mittel, auf süße Molken, Molken mit Kräutersäften vermischt, auf Tisanen aus Quecken, Klettenwurzeln, Sassaparille, Skorzonere, Franzosenholz, Sassafras u. s. w., die man besonders im Frühjahr vier bis sechs Wochen lang trinken und zwischendurch eine Laxanz nehmen ließ. Mochte auch mit solchen Curen Mißbrauch getrieben werden, mochten sie auch zu allgemein in Gebrauch gezogen werden, so ist doch nicht zu läugnen, daß sie auch großen Nutzen gewährten, durch Schweiß und Urin das Blut reinigten, und indem dabei strenge Diät beobachtet wurde, zur Verdünnung, Verbesserung und in der That selbst zur Versüßung des Blutes und der Säfte sehr viel beitrugen. Und es steht noch in Frage: ob viele Hautkrankheiten nicht glücklicher durch diese Methode beseitigt wurden, als gegenwärtig durch Merkur, Schwefeldämpfe und Antimonialmittel?! —

Die guten Alten wurden späterhin bekrittelt und ihre Heilmethode verworfen; andere an ihre Stelle gesetzt die sich auch nur hin und wieder bewährten, und frei und offen gestanden, sind wir um nichts klüger und geschickter denn sie. Ja hinsichtlich der Grundlage der Medizin, sind wir um nichts weiter, denn wir verdanken all' unser Wissen einem Haller und kein Physiolog späterer Zeit lieferte so werthvolle Entdeckungen!

Daß aber die Aerzte früherer Zeit soviel auf sogenannte Blutreinigungscuren hielten, und daß sie nahmentlich zu deren Anwendung das Frühjahr wählten, geschah deßhalb, weil sie sehr richtig bemerkten, daß die Natur häufig zu solcher Zeit heterogene Stoffe aus dem Blute auswarf und auf die Haut absetzte. Ihr Scharfblick nahm wahr, daß zur Frühlungszeit eine auffallende Bewegung Statt hatte, die sich oft durch ein gelindes Fieberchen zu erkennen gab, das die Reaction der Natur oder die Turgescenz des Blutes verrieth. Solche Thatsachen kann Jeder, auch der Ununterrichtetste beobachten, darum war es unverantwortlich, wie Aerzte, die gute Physiker und treue Diener der Natur seyn sollen, sich späterhin erdreisten konnten diese hochwichtige Erscheinung abzuläugnen.

Von welcher Qualität das Blut demnach auch seyn mag, das wir von Mutterleib aus besitzen, es bleibt nicht dasselbe, sondern wird täglich verwendet und von neuem erzeugt. Tragen wir demnach Sorge, daß ihm durch Speise und Trank nichts heterogenes und schädliches zugeführt wird, und sind wir darauf bedacht nur eine reine Luft einzuathmen, auch unsere Haut zur Aufnahme gewisser Bestandtheile aus der Luft geschickt zu machen, so kann es nicht fehlen, daß unser Blut bei activer und reger Lebensweise auch gesund erhalten werden wird.

Was nun die Zeichen betrifft, durch welche sich das gesunde Blut kenntlich macht, sobald es aus der Ader gezogen wird, so muß es mehr hell- als dunkelroth, leichtfließend und demnach von nicht dicker Consistenz seyn, es muß eine gleich rothe, dickliche, und durchsichtige, dem Gefühl nach warme und gallertartige Feuchtigkeit bilden, aus der ein widrig riechender Dunst aufsteigt. Sobald dies Blut erkaltet und gerinnnt, bildet sich soweit es der Luft ausgesetzt ist, ein Häutchen, und das Ganze stellt eine zitternde gleichrothe Masse dar, an deren Oberfläche und Seiten allmählig eine dünne, gelbliche, helle und durchsichtige Feuchtigkeit ausschwitzt, die nun den dickern Theil des festgeronnenen Blutes, den so genannten Blutkuchen umgiebt und somit eine Insel bildet, denn der Blutkuchen wird durch das Blutwasser zum Schwimmen gebracht. Je heller, reiner das Blutwasser und je stärker, röther und compakter der Blutkuchen ist, um so gesünder ist das Blut.

Wenn nun der thierische Blutdunst, das Blutwasser und der Blutkuchen die sinnlich wahrnehmbaren, durch die Gerinnung sich trennenden Theile des Blutes sind, so findet gewiß zwischen selbigen ein wechselseitiges Verhältniß Statt, das der vollkommnen Gesundheit angemessen ist, aber bei jedem Menschen nach der Individualität verschieden seyn muß. Auch mögen geringe Abweichungen von der

Norm von keinem besondern Nachtheil seyn, wie wir dies schon aus der Veränderung, die das Geschlecht, das Alter, das Temperament, die Lebensweise u. s. w. mit sich bringen, ersehen haben.

Auch ist es unmöglich den Werth des Blutes nach den chemischen Bestandtheilen des Blutes, wenn wir es selbst der Analyse unterwerfen wollten, abzuschätzen, denn wie früher erinnert, differiren dieselben gar sehr, und eine Uutersuchung läßt Bestandtheile in größerer Menge auffinden, als die andere. Demnach bleibt dem Arzt nur übrig die gleich nach dem Aderlaß sich darbietenden Kriterien als Maaßstab anzunehmen und sie mit jenen zu vergleichen, die sich beim Blute tadellos Gesunder zur Beobachtung darstellen. Wir wollen die wichtigsten Abweichungen betrachten.

Sinnlich wahrnehmbare Fehler des Blutes, und das dagegen einzuschlagende Heilverfahren.

Diese Fehler des Blutes können in quantitativer und qualitativer Beziehung stattfinden, auch in beiderlei Hinsicht zugleich obwalten, wie wir dies bei Personen, die an Vollblütigkeit leiden, oft wahrnehmen, indem selbige meist an zu vielem und zu dickem Blute zugleich leiden. Wir werden demnach zuerst von dem dicken Blute, von dem schleimigten Blute, von dem dünnen und wässerigen Blute, und von dem zur Auflösung geneigtem Blute handeln, und dann die Vollblütigkeite gleichwie den Blutmangel betrachten.

Das dicke Blut beruht auf übermäßiger Cohärenz seiner Bestandtheile, und giebt sich durch den Augenschein zu erkennen. Eine gewöhnliche Ursache dieser abnorm vermehrten Cohäsion ist Mangel an hinreichendem Blutwasser (serum), wodurch sowohl die Lymphe, welche aus den eyweißartigen und gelatinösen Theilen besteht, als auch der rothe Theil des Blutes zu wenig verdünnt erscheint, und also einen stärkern und dichtern Cohäsionsgrad erhält. Hierdurch entsteht eine stärkere Anhängung an die Wände der das blutführenden Kanäle und somit eine langsamere Fortbewegung des Blutes. Denn obschon das lebendige Blut sich auszudehnen und zusammenzuziehen fähig ist, und obgleich es als Incitament auf die innere Haut der Kanäle wirkt, so wird bei solcher Beschaffenheit desselben diese Kraftäußerung denn doch minder stark seyn, woraus Trägheit des Kreislaufes hervorgehen muß. Dauert diese abnorme Qualität des Blutes länger an, so folgen Stockungen, Verstopfungen in den feinern Kanälen, Störung in der Ab- und Ausscheidung, und eine wahrnehmbare Langsamkeit in allen organischen Verrichtungen.

Es ist von Wichtigkeit zu erfahren, welche Schädlichlichkeiten zu einem dicken Blute Veranlassung geben, um selbige zu vermeiden, oder wo sie schon Schaden verursacht haben, denselben gut zu machen. Die Erfahrung spricht dafür, daß zu vieles Sitzen, lang fortgesetzter Schlaf, Mangel an verdünnenden Getränken bei dem Genuße sehr nahrhafter Speisen, eine passive Lebensweise, Mangel an Luftgenuß, schwache Lungen, Unthätigkeit des Hautorgans, hierzu den Grund legen.

Dem zu Folge werden wir ein relativ zu dickes Blut durch vieles Trinken reinen Brunnenwassers, das mit etwas Wein vermischt werden kann, durch das Vermeiden der zu nahrhaften Speisen, besonders der Fleischnahrung, der Mehlspeisen, der Eyer, der Kraftbrühen und Gallerten, gleichwie durch Hinweglassung nährender und stopfender Hülsenfrüchte, des Bieres, des Caffee's und anderer erhitzender und geistiger Getränke, der Gewürze u. s. w. schon bedeutend verbessern. Ein rastlos thätiges und mit steter Bewegung in freier Luft verbundenes Leben, eine verkürzte Schlafzeit, das Umgehen des Schlafes nach der Mittagsmahlzeit, eine mehr vegetabilische Kost, besonders der Genuß grüner Gemüße und des Obstes, das fleissige Baden, wird zur Verdünnung des Blutes wesentlich nützen. Da Personen von phlegmatischem und melancholischem Temperamente zum dicken Blute besonders geneigt sind, so mögen sie um so mehr darauf bedacht seyn, durch alle die hier empfohlenen diätetischen Mittel ihr Blut leicht und flüssig zu erhalten.

Wo dieser Fehler des Blutes schon lange angedauert hat, werden Molken mit Weinsteinrahm bereitet, lange Zeit fortgebraucht, oder eine Tisane von Queckenwurzeln und Löwenzahnwurzeln stark mit Sauerhonig versetzt, auflösende Kräuterextracte mit feinen Mittelsalzen u. s. w. von großem Nutzen seyn; nicht minder vegetabilische Säuren aller Art.

Wenn diese krankhafte Verdickung des Blutes leicht kenntlich wird, so giebt es noch eine, die blos der Arzt zu beurtheilen fähig ist, diese besondere Gattung eines dikken Blutes entsteht zuweilen, wenn das Wasser mit den übrigen Bestandtheilen des Blutes nicht gehörig gemischt ist, an welchem Uebel ein Mangel der Assimilation Schuld ist, und woraus späterhin Entmischung folgt.

Eine solche Verdickung heben stärkende Mittel in diätetischer und arzneilicher Beziehung, flüchtig reizende

Arzneien und permanent stärkende Nahrungsmittel, die dem Blute mehr Vitalität verleihen und die Assimilationskraft vermehren.

Die schleimige Beschaffenheit des Blutes; sie findet Statt, wenn der schleimigte Antheil das Verhältniß der Menge überschritten, oder er durch veränderte chemische Mischung einen höhern Grad von Zähigkeit erhalten hat. Die Folge davon ist, daß die aus dem Blute abgesonderten Säfte auch schleimiger und zäher Art sind, und daß sich leicht Schleimfieber ächt venöser Art entwickeln, wo dann das Blut ganze Massen dieses Schleimes auswirft und auf die ersten Wege, den Magen und Darmkanal ablagert.

Als Ursächliches dieser Beschaffenheit des Blutes ist eine Schwäche der Assimilationsorgane anzunehmen, der Genuß zäher, schwer verdaulicher, fetter und mehliger Speisen, verschleimender Biere, träge und unthätige Lebensweise, daher Mangel an Bewegung und Luftgenuß, Aufenthalt an nassen und feuchten Orten, Traurigkeit und andere schwächende Leidenschaften.

Zur Aufhebung dieser krankhaften Beschaffenheit des Blutes wird erforderlich alles das zu vermeiden, was zu selbigem Gelegenheit gegeben hat. Daher Verbesserung der Diät und des Verhaltens, ein thätiges mit Aufwand von Muskelkraft verbundenes Leben, der Genuß reiner Luft, der Aufenthalt an trocknen und gesunden Orten. Mager bereitete Kost, Wasser mit Wein als Getränke und in arzneilicher Beziehung das Bitterwasser, das Karlsbad, der Kreuzbrunnen, die auflösenden Kräutersäfte mit Molken, dergleichen Kräuterextracte (z. B. von Quecken, Löwenzahn, wilder Cichorie, Seifenkraut u. s. w.) mit einschneidenden und gelind eröffnenden Salzen, als Bittersalz,

Tartarus solubilis, Tartarus tartarisatus, geblätterte Weinsteinerde u. s. w., werden sich als vortreffliche Heilmittel bewähren, und gründliche Herstellung bezwecken, insofern nur eine solche Person für die Zukunft alles vermeidet, was zur Blutverschleimung Veranlassung gegeben hat.

Da alle die hier genannten Mittel ebenso wohlthätig auf die Assimilationsorgane (lymphatische Kanäle und Drüsen,) wirken, als auf das Blut selbst, so mag dieser fehlerhaften Blutbereitung zum Grunde liegen was da will, sie werden heilsam und ersprießlich wirken.

Die galligte Beschaffenheit des Blutes. Bei Personen die ein cholerisches oder ein melancholisches Temperament besitzen, demnach eine hervorstechende Neigung zu venöser Blutbereitung zeigen, geschieht es zuweilen, daß sich die Galle im Blute anhäuft. Es häufen sich dann die phlogistischen, die harzigten und öligten Stoffe, sie die von der Leber zur Bereitung der Galle verwendet werden, deßhalb im Blute an, weil Stockungen und Hindernisse im Gallensysteme obwalten, welche verhindern, daß die Leber durch Bereitung der Galle das Blut von diesen brennbaren Stoffen nicht zu befreien vermag! Das Blut solcher Kranken ist zäher und dunkler von Farbe, und droht mit Entmischung, indem die hetrogenen Stoffe die Verbindung zwischen den Grundbestandtheilen des Cruors und des Blutwassers erschweren. Man nennt solche Individuen auch schwarzgalligter Natur, und die hohe Sommerhitze, zu weniger Genuß von verdünnenden Flüssigkeiten, sitzende Lebensweise, fette und schwerverdauliche Speisen, Alkohol enthaltende Getränke, sogenannte Spirituosa tragen viel zur Ausbildung dieser krankhaften Beschaffenheit des Blutes bei.

Wenn nun vor allem das sorgsam vermieden werden muß, was geschadet hat; wenn ein solches Individuum eine ganz entgegengesetzte Diät und Lebensweise führen muß, um die Blutbeschaffenheit zu verbessern, so reicht dies alles doch selten aus, sondern es wird erforderlich, daß es sich besonders vor Einwirkung von Gemüthsaffecten, die vermöge des Temperamentes so leicht erregt werden, hütet. Die sanft auflösenden Arzneien, besonders ein Absud von Quecken und Löwenzahnwurzeln, stark mit Sauerhonig versetzt, die mit kohlensaurem Kali gesättigte Citronensäure, der man noch das so wirksame Schöllkrautextract und Rhabarbertinctur hinzusetzt, vermögen bei langer Fortsetzung, bei einer mehr aus Vegetabilien bestehenden Ernährungsweise und vieler Bewegung einen solchen krankhaften Zustand des Blutes zu verbessern. Uebrigens nützen auch die früher genannten auflösenden Kräuterextracte, die Mittel- und Neutralsalze, Karlsbad, der Kreuzbrunnen u. s. w.

Dergleichen zu Gallsucht geneigte Personen sind auf den ersten Blick erkennbar. Der dunkle gelbliche Hautteint, das schwarze oder dunkelbraune Haar, das argwöhnische, verschloßne und menschenfeindliche Gesicht, verrathen das schwarzgalligte Temperament sogleich. Will man ihr Blut verbessern, und dafür sorgen, daß sich die brennbaren Theile nicht abnorm in selbigem anhäufen, so muß man ihnen im Frühjahr die Kräutersäfte (von Löwenzahn, Taubenkropf, Brunnenkresse mit ein wenig Schöllkrautsaft) trinken lassen, in den Sommermonaten zum Kreuzbrunnen übergehen, und im Herbste mit der Traubenkur schließen. Schwer hält es jedoch eine solche Constitution zu verbessern, da sie selten zeitig Hülfe suchen, und dann, wann sie durch Gelbsucht, Grünsucht u. s. w.

sich gezwungen sehen den Arzt um Rath zu befragen, meist schon an hartnäckiger Verstopfung der Gallengänge und an Verdickung und Crystallisation der Blasengalle selbst leiden. Solchen ärgerlichen, mißvergnügten, zank- und streitsüchtigen Personen rathe ich, dann, wann sie sich in Folge ihrer üblen Launen unpaß befinden, zu dem gewöhnlichen Brausepulver, mit Rhabarbersaft versetzt, ihre Zuflucht zu nehmen und hübsch Limonade zu trinken.

Das zu dünne Blut. Es beruht entweder auf Mißverhältniß und Uebermaaß an Blutwasser oder auf Entartung. Es fehlt solchem Blute an organischem Stoffe und an Vitalität. Daher ist es zu schwach Ersatz zu leisten und die festen Theile zu ernähren. Die von dem Blute entspringenden Säfte nehmen an dieser Dünnheit und Wässerigkeit Antheil und sind demnach Ursache, daß die Verrichtungen des Organismus schwach von Statten gehen, und sich zur Ausdauer nicht eignen. Es fehlt demnach einem solchen Blute an plastischen Stoffen, am Faserstoff und Metallgehalt (an Eisen!).

Individuen, (vorzüglich sind es Frauenzimmer), die ein abnorm dünnes und wässeriges Blut besitzen, haben ein blasses Gesicht und eine bleiche Hautfarbe, fühlen sich matt und schwach, daher zur Arbeit nicht aufgelegt.

Die krankhafte Dünnheit oder Wässerigkeit des Blutes entsteht von mangelhafter Ernährung des Körpers, durch Speisen und Getränke, die viel zu wenig Nahrungsstoff enthalten. Sie ist Folge eines lang fortgesetzten Aufenthaltes an nassen, oder feuchten Orten, als wodurch die Lungen und das Hautorgan zu viel wässerigte Stoffe aufsaugen. — Sie entsteht aber auch auf großen und oft wiederkehrenden Blut- oder Säfteverlust, auf öfteren und ohne trifftigen Grund unternommenen Aderlaß, auf lang dauernde Unterdrückung wässeriger Ausscheidungen, z. B. des Schweißes und Urins. Nicht minder liegt dieser krankhaften Beschaffenheit des Blutes auch zuweilen große Schwäche der Assimilationsorgane zum tiefern Grunde.

Auch hier leuchtet es ein, was wir zu thun haben um die Plastizität des Blutes zu vermehren. Mehr Fleischspeisen als Pflanzenkost, ein kräftiges bitteres Bier, ein alter und edler Wein, steter Aufenthalt an trockenen und gesund gelegenen Orten, der Genuß von Gottes freier Luft, besonders in den sonnigen Mitlagsstunden, vermögen oft für sich allein dies Blut zu verbessern. Wo die Ernährung tief gekränkt ist, da wird der Arzt auch zu ganz analogen Arzneien seine Zuflucht nehmen, und anfangs bittere und stärkende Kräuterextracte in Verbindung mit Aufgüssen von gelind erregenden Mitteln, als Kalmus, Engelsüßwurzel, Baldrian u s. w. verordnen, und allmählig zur Anwendung des Eisens (als das Hauptmittel) übergehen, das er anfangs in leicht auflößlicher und assimilirbarer Form (z. B. als eisenhaltigen Aether, oder als Egerbrunnen, als Pyrmonter= oder Driburgerbrunnen) reichen, späterhin und wann es erforderlich werden sollte, selbst in Substanz geben wird. — Auch diese krankhafte Beschaffenheit des Blutes ist, wird sie anders zeitig gewürdigt, bevor noch Erguß von Feuchtigkeiten in das Zellgewebe und in die Höhlen des Körpers erfolgt ist, leicht und sicher zu heilen.

Das zur Auflösung geneigte Blut. Hier findet ein Hang zur Trennbarkeit der palpablen Bestandtheile sowohl, als der chemischen Urstoffe Statt; daher ein nicht zu verkennender Hang zur Entmischung und Fäulniß. Obgleich nun das Blut, so lange wir leben, nicht in wahre Fäulniß übergehen kann, ist eine Annäherung zur Auflösung oft nicht zu verkennen, und darf uns um so weniger befremden, als es erwiesen ist, daß organische Gebilde solider Art, bei lebendigem Leibe in einen gewissen Grad von Fäulniß übergehen können, wie wir dieß beim Brande ersehn.

Ein zur Auflösung geneigtes Blut besitzt sehr wenig Cohäsion und stellt sich entfärbt dar. Eine Entmischung und später wohl gar eine krankhafte Gährung ist nicht zu verkennen.

Ein zur Auflösung geneigtes Blut ist zu seiner Bestimmung untüchtig, es leidet die Ernährung der Theile und das Lebensagens wird allmählig schwächer und droht zu erlöschen. Wird dieser krankhaften Entmischung des Blutes nicht bald und kräftig entgegengearbeitet, so geschieht es, daß sich eine rohe elementarische Hitze und ein wahres Faulfieber in Folge des krankhaften Reizes ausbildet. Diese venöse Colliquation ist jenem Zustande, den wir Entzündung nennen, geradezu entgegengesetzt, denn hier ist, nach dem Kunstausdruck der Aerzte, das Arteriöse in das Venöse, oder was gleichbedeutend ist, das animalische Leben in das vegetative übergetreten. Um diesen zur Auflösung hinneigenden Zustand des Blutes genauer zu erörtern, ist es erforderlich zu bemerken, daß unsere Säfte und demnach das Blut als Muttersaft, vermöge ihrer Bestandtheile eine natürliche Neigung zur Entmischung und selbst zur Fäulniß besitzen; nur das eigenthümliche Leben, die stete Bewegung und die Ausdehnungs- und Zusammenziehungskraft des Blutes, gleichwie der Ersatz, den selbiges unausgesetzt aus der Atmosphäre sowohl, als aus den Nahrungsstoffen an sich zieht, beugen einer solchen Auflösung vor.

Dennoch kann eine solche fäulnißartige Entmischung des Blutes auf direkte und indirekte Weise entstehen. Auf unmittelbare Art, wenn ein die Entmischung begünstigender Stoff unsern Säften beigemischt wird. Auf mittelbare Weise, wenn jene Bedingnisse mangeln, welche die Zersetzung des Blutes im lebenden Körper verhüten.

Auf direktem Wege können sich Faulstoffe im Körper selbst erzeugen, wo von nach und nach etwas von ihrem Standorte aus aufgesogen und den Säften im Allgemeinen beigemischt wird: So kann im gastrischen Systeme (im Magen und Darmkanale) verdorbene Galle, Schleim, Würmer und Wurmschleim, Excremente, ergossenes Blut u. s. w. aufgesogen und ins Blut gebracht, zur Zersetzung des Blutes Veranlassung geben. Ebenso kann eine todte und nicht gleich ausgestoßne Leibesfrucht, ein mit dem Fruchthälter verwachsner Mutterkuchen, in Höhlen ergoßnes Blut, zurückgehaltner Urin, Milch, die in's Stocken gerathen ist, Eiter, Jauche und auf der Haut abgesetzte contagiöse Stoffe können von den lymphatischen Gefäßen aufgesogen und als Faulstoff in das Blut übergesetzt werden, wo sie leicht zur Entartung des Blutes Gelegenheit geben.

Nicht minder können dergleichen Stoffe von Außen in den Körper gebracht und dergestalt zum Blute befördert werden: z. B. verdorbene Nahrungsmittel, Sumpfwasser, verschiedene Gifte, die vom Blute aus das Leben vernichten, das Einathmen verdorbener Luftarten u. s. w. Auf indirektem Wege wird die Zersetzung und Fäulung des Blutes entstehen, wenn das Lebensprincip durch geistige Anstrengungen, durch niederdrückende Leidenschaften, durch erschöpfende Muskelanstrengung, durch anhaltenden und schwächenden Säfteverlust, durch lang fortgesetzten Aufreizungszustand, durch Fieber, Entzündung und jede innerliche Anstrengung, geschwächt und verzehrt wird. Auch andauernde große Hitze der Atmosphäre, in Verbindung mit feuchter und des Sauerstoffs beraubter Luft, trägt bekanntlich zur Zersetzung des Blutes viel bei. Selbst die durch Fieberbewegung entstandene grosse Hitze vermag, wenn wir der zu stürmisch verfahrenden Natur nicht zu Hülfe kommen, durch abnorme Ausdehnung des Blutes, zur Trennung der Bestandtheile desselben Veranlassung zu geben.

So vermag ein sehr vermehrter Blutumlauf, indem dadurch das Blut mit Gewalt in die kleinsten und feinsten Gefäße (Haargefäße) getrieben und ein hoher Wärmegrad entbunden wird, Entmischung und Verderbniß des Blutes zu bewirken. Hier wirkt die im Innern entwickelte Hitze eben so nachtheilig, als in andern Fällen die Sonnenhitze; indem das Blut in das Capillargefäßsystem getrieben wird, das Herz und die großen Gefäße hierdurch am Blute Mangel leiden, Schwächung des Zusammenhanges der Nerven mit den Muskeln hervorgeht und der Puls immer kleiner und kleiner wird! Das hier schnell Zersetzung und Ertödtung des Blutes eintritt, läßt sich an dem Blute der auf Eilmärschen tod zur Erde gestürzten Soldaten und an jenem zu Tode gehetzter Pferde, Hirsche, Rehe, Schweine u. s. w. erkennen. Denn ein solches Blut stinkt aashaft, und der ganze Körper eines solchen Menschen oder Thieres ist ecchymotisch, d. h. er strotzt vom ausgetretenen Blute.

Derselbe Fall der Blutzersetzung tritt dann ein, wenn sich ein Mensch längere Zeit der Einwirkung senkrecht herabfallender Sonnenstrahlen aussetzt; wenn er mit andern

Worten vom Sonnenstich getödtet wird.*) Die vom Blitz Getödteten zeigen ebenfalls ein schnell in Fäulniß übergehendes Blut, und die Hülfe, die man solchen Personen durch ein kühles Erdbad von Alters her zu verschaffen beflissen ist, deutet auch mehr auf Abkühlung und das Zurücktreiben des Blutes aus den Haargefäßen in die Hauptstämme, als auf die Ableitung der Electricität hin.

Das Heilverfahren gegen anfangende Zersetzung des Blutes mit fauligem Character erheischt natürlich Entfernung alles dessen, was die Trennung und Auflösung des Blutes verursacht und meist beim Fortbestehen unterhält. Wo z. B. gastrische Stoffe den Zunder zur Verderbniß abgeben, müssen sie durch Brechmittel und solche Laxanzen, die nicht bedeutend schwächen, entfernt werden. Dasselbe gilt von andern in Fäulniß übergehenden Massen, als da sind: ein im Mutterleibe zurückgebliebener todter Fötus, ein verwachsner Mutterkuchen, von Caries befallne Knochen, Eiterdepots u. s. w. Der Arzt oder Wundarzt wird, wenn er anders zeitig befragt wird, auf direkte oder indi-

---

*) Ich benutze diese so passende Gelegenheit um zu warnen: daß man ja denen, die in Folge heftiger Erhitzung und Kraftanstrengung bei forcirten Märschen, auf Sonnenstich entkräftet und scheinbar todt niederstürzen, kein Blut aus der Ader entziehe; denn auf solche Weise tödtet man sie. Man bringe sie sofort an einen schattigen Ort; vermögen sie noch zu schlingen, so flöße man ihnen Wasser mit Branntwein vermischt ein. Uebrigens schreite man sogleich zur graduellen und steigenden Anwendung der Kälte, mittels anfangs kühler, dann immer kälterer Waschungen des Hauptes und ganzen Körpers, und es wird gelingen solche Erschöpfte und der Bluttödtung Nahe zu retten!

rekte Weise Hülfe zu gewähren wissen. Wo verdorbene Luft, schädliche Wohnung, verdorbene Nahrungsmittel die Ursache abgeben, muß schnell auf Verbesserung derselben Bedacht genommen werden. Wo die Einwirkung vom Geiste und Gemüthe ausgeht, vermag nur das Ablassen vom Studiren, Aufheiterung der Seele, Zerstreuung und alles was auf Frohsinn hinwirkt, den Fortschritten dieses Blutleidens vorzubeugen. Die durch Einwirkung der Sonnenhitze und durch heftige und erschöpfende Strapazen in angehende Blutzersetzung verfallen, die sich durch hohe Schwäche und Abspannung, durch heftiges Kopfweh, auch wohl durch Blutflecke auf der Haut, durch Blutflüsse, stinkendem Athem u. s. w. zu erkennen giebt, bedürfen der Abkühlung, der kalten Waschungen, gelind excitirender Getränke; z. B. der Mineralsäuren, des Weines, der China, der Arnika, der virginischen Schlangenwurzel u. s. w.

Wo enormer Säfteverlust, sey es an Blute, sey es an Milch, an Saamen, oder in Folge heftiger Diarhöe, langwieriger Eiterung, des Knochenfraßes, nach der Harnruhr u. s. w. Schuld an der Verderbniß und krankhaften Auflösung des Blutes ist; da passen kräftige Fleischbrühen mit Eygelb, Fleischspeisen, alter Wein, Kraftbiere, und in arzneilicher Beziehung: China, Arnika, Mineralsäuren, Aether, Camphor u. s. w.

Noch muß ich einer besondern Art von Auflösung oder krankhaften Mischung des Blutes Erwähnung thun, die wir in Teutschschland unter dem Namen Scorbut kennen, die das jedoch bei weitem nicht begreift, was man bei den Seeleuten darunter versteht.

Diese skorbutische Auflösung des Blutes characterisirt sich durch ein bleiches, schlaffes, leicht blutendes Zahnfleisch, das von Zeit zu Zeit aufschwellt und zu Blutungen Veranlassung giebt. Das Blut, das dann bald in größerer, bald in geringerer Menge abgeht, ist schwärzlich und schwer gerinnbar; allein der Nahme Skorbut gebührt dieser Krankheit nicht, weil alle übrigen Zeichen derselben abgehen. Vielmehr hat Untersuchung und Erfahrung ergeben: daß dies bleiche, lockere und leicht blutende Zahnfleisch ein Symptom einer krankhaft erhöhten Venosität oder mit andern Worten, Zeichen der Stockung und Ueberladung des Pfortadersystems der Leber ist.

Daher nützen vorzüglich auflösende und eröffnende Arzneien, Weinsteinrahm mit Tamarindenmuß und eine Tisane aus Queckenwurzeln und Löwenzahn. Doch vor allem eine wohlgeregelte Diät, die alle zu nahrhaften und erhitzenden Speisen und Getränke, besonders den zu vielen Fleischgenuß, die Gewürze, den Caffee und spirituöse Getränke ausschließt. Wir werden späterhin ersehen, daß aus einem krankhaften Venenleiden des Unterleibes zuweilen Blutflecken auf der Haut und Blutflüsse entstehen, die mit und ohne Fieber sind, und durchaus nicht der fauligten Auflösung des Blutes beigezählt werden dürfen.

Darf ich erwarten, mich allen Gebildeten über diese sinnlich wahrnehmbaren Fehler des Blutes deutlich und verständlich gemacht zu haben, so daß sie entfernt von reeller ärztlicher Hülfe, fähig werden, die Beschaffenheit ihres Blutes gehörig abzuschätzen; und setze ich sie hierdurch in Stand ihren Zustand zu erkennen, um sich in Zeiten schriftlich an einen erprobten Arzt wenden zu können, oder daß sie dann, wann ihnen ein minder gebildeter Arzt zur Seite steht, diesen selbst zu controliren verstehen; so gehe ich nun zu jener krankhaften Beschaffenheit des Blutes über, die in quantitativer Beziehung unsre Aufmerksamkeit verdient. Demnach will ich zuerst von der Vollblütigkeit handeln.

Die Vollblütigkeit setzt der Wortbedeutung nach eine Summe des Blutes voraus, von der man nothwendig glauben muß, daß sie gerade das Quantum bilde, das den höchsten Grad der Gesundheit abgiebt; allein es ist nur zu gewiß, daß wir für die absolute Quantität des Blutes und der Säfte keinen Maasstab haben, und wohl mag eine reichliche Blutmenge bei Personen, die ein thätiges und mäßiges Leben führen, bestehen, ohne daß innere übele Folgen daraus entstehen. Ja, eine volle Quantität der Säfte gehört ja im kräftigen Mannesalter zu dem Ideal der Gesundheit, und selbst bei einigem Uebermaaß wird sie nur um so blühender erscheinen, allein der Urvater der Aerzte, Hippocrates, bemerkte schon sehr wahr die Gefahren, die aus einem solchen athletischen Zustande hervorgingen.

Demnach verstehen wir unter Vollblütigkeit einen Ueberfluß guten Blutes, welchen der Kreislauf nicht lange führen kann, ohne der Gefahr ausgesetzt zu seyn, die mit dem Grade der Vollblütigkeit in direktem Verhältniß steht.

Die Vollblütigkeit, oder der Ueberfluß an einem mit plastischen Stoffen überladenen Blute, giebt sich durch besondere Zeichen zu erkennen. Vor allem findet sich ein Uebermaaß an Blute vorzüglich bei Individuen, die in der Blüthe und Kraft der Jahre stehen; bei ältern Personen nur dann, wann sie eine sehr nährende Kost geniessen, und erhitzende Getränke zu sich nehmen. Vollblütigkeit entsteht bei Damen, deren Regeln naturgemäß aussenbleiben, und die zu solcher Zeit sich nicht in der Diät beschränken, sich nicht durch viele Bewegung und fleißiges Wassertrinken vor diesem Uebel zu schützen suchen. Sie entsteht da, wo die Natur an Blutflüsse gewöhnt ist und diese außenbleiben, wenn die damit Behafteten fortfahren kräftige Nahrungsmittel und erhitzende Getränke zu sich zu nehmen. Ueberhaupt wird Vollblütigkeit erzeugt: durch reichliche Nahrungsmittel, gewürzreiche Kost, durch schwere hitzige Weine, durch sehr kräftige und geistige Biere und andere spirituöse Getränke, durch vielen Schlaf, durch Ruhe des Leibes und der Seele, und durch gehemmte Ausleerungen.

Die sie anzeigenden Symptome sind: Das Gefühl der Hitze und der Lebensfülle, Andrang des Blutes nach Kopf und Brust, daher das Gefühl vermehrter Wärme im Kopfe, Hitze unter dem Wirbel, stumpfes Kopfweh und Eingenommenheit des Kopfes, Sausen vor den Ohren, Schwindel, kürzerer Athem und Beklemmung der Brust, vermehrte und hohe Röthe des Gesichtes, hoher Glanz der Augen, ein voller und harter Puls, oder auch ein härtlicher und zusammengezogener Puls, der langsam geht und sogar bei Zunahme der Vollblütigkeit immer langsamer schlägt. Ein jählinges Ermüden bei Bewegung und Arbeit, unruhiger und von schweren Träumen unterbrochner Schlaf, erschwerte Respiration, Schwere und Müdigkeit in Händen und Füßen, ein Hervorbrechen des Schweißes auf jede Anstrengung, Flimmern, oder das Erscheinen eines dunklen Flores vor den Augen, öfteres Eintreten von Nasenbluten, das große Erleichterung herbeiführt. Die thierische Wärme ist bei solchen Personen besonders erhöht, und sie klagen stets über Hitze und Beängstigung, dabei überläuft sie jedoch oft und plötzlich das Gefühl von Frösteln. In Körpern von weicher Textur ist die Vollblütigkeit sichtbar durch Röthe und Anschwellung von den auf der Oberfläche verbreiteten Blutadern

(Venen); in Straffern werden mehr die größern Gefäße ausgedehnt. Eben dieser Druck, den die ausgedehnten Gefäße auf das Gehirn und die Nerven ausüben, erregt das Gefühl der Schwere und Mattigkeit, und wehe dem, der von dieser Empfindung aus, auf Schwäche schließen wollte! — Letztere Empfindung wird dadurch vermehrt, daß das Blut zur Fortbewegung einen größern Aufwand von Kraft erfordert. Hierzu gesellt sich oft Herzklopfen, Leibesverstopfung oder mindestens Hartleibigkeit, die Vorliebe zum Genuß einer kühlen und freien Luft und zu einem Trunke frischen Wassers.

Entsteht hieraus Fieber, Andrang des Blutes nach Kopf und Brust, oder aktive Blutflüsse, so waltet kein Zweifel ob, daß die Vollblütigkeit in Aufruhr ist, welchen Zustand die Aerzte eine Plethora commota nennen. Eine solche Vollblütigkeit verursacht durch Druck auf die Nerven, Gefäße und Muskeln nicht nur Verminderung aller Secretionen, sondern stört auch das Aufsaugungsgeschäfte; daher so oft Wassersucht in Folge eines Uebermaaßes von gesundem und plastischen Blute zu entstehen pflegt, welche die Aerzte einen Hydrops a repletione sanguinis nennen. Wir ersehen demnach daß bei der Vollblütigkeit alles von dem Grade derselben abhängt, daß ein Individuum, das ein reges thätiges Leben führt, einfache, wenig nährende Speisen und Getränke genießt, sogar bei diesem Uebermaaß des Blutes ungekränkt bleiben kann; dahingegen Menschen, welche bei solcher Beschaffenheit ihres Blutes noch ein träges Leben führen, oder sehr nahrhafte Speisen und kräftige und reizende Getränke genießen, in gefahrbringende Krankheiten verfallen werden, z. B. in Entzündungen, Fieber, Schlagfluß, Wassersucht u. s. w.

Weit öfterer kommt jedoch eine partielle Vollblütigkeit vor, eine sogenannte Unterleibsvollblütigkeit, die dann entsteht, wann das Individuum bei reichlicher Bluberei- tung und in dem Alter der Blüthe und Kraft nicht nur gute und sehr nahrhafte Kost genießt, Caffee, Bier, Wein und dergleichen trinkt, sondern auch zu Stockungen in den venösen Gebilden des Unterleibes, und zwar nahmentlich in der Leber durch die Lebensweise, die es führt, Veranlassung giebt. Solche Schädlichkeiten sind: Mangel an Bewegung und Luftgenuß, weshalb die Kräfte und Säfte des Körpers nicht verarbeitet und verzehrt werden, sondern sich im Blute anhäufen, indem sie als Ueberschuß dasselbe mit plastischen Stoffen überladen, und in qualitativer und quantitativer Beziehung vermehren. Unthätigkeit und vieler Schlaf, sitzende Lebensweise sind demnach Hauptbeförderungsmittel dieser krankhaft erhöhten Venosität, doch bewirken auch große und andauernde Geistesanstrengung, besonders das Studiren bei Nacht und jene Affecte, welche niederbeugend wirken, als: steter Aerger, tiefer Kummer, Angst und Sorge, dasselbe Leiden.

Diese Vollblütigkeit betrifft demnach vorzüglich das Venensystem, oder jene Blutgefäße, die das Blut zum Herzen zurückführen, betrifft ein mit Kohlenstoff überladenes dickeres und sich langsam fortbewegendes Blut, ein Blut, daß im umgekehrten Verhältnisse zu dem der Arterien oder Pulsadern steht, das aus kleinen Aesten in die Hauptstämme übertreten und von unten nach oben steigen muß, zu dessem Fortbewegen weder die Kraft des Herzens noch mechanische und hydraulische Gesetze mitwirken können, wo alles von der Vitalität des Blutes abhängt. Wo sie Statt hat, da kann es aber eben so wenig an den Zeichen allgemeiner Vollblütigkeit ganz gebrechen, denn Störung im rückbewegenden Blute, Hemmung und Stockung in dessen Kreislaufe muß nothwendig großen Einfluß auf die Circulation des Arterienblutes haben, das sich nun nicht mit gewohnter Geschwindigkeit in die feinen Verästelungen oder in das sogenannte Capillarsystem verbreiten kann, und bei Beschränkung seiner Verrichtung ebenfalls zu Ueberfüllung der Gefäße und größerer Kraftanstrengung gezwungen wird. Deswegen fehlen bei der Unterleibsvollblütigkeit selten die Zeichen allgemeiner Plethora, ja sie wird oft mit selbigen verwechselt und verkannt; obgleich diese venöse Ueberfüllung der Unterleibsgebilde sich dem aufmerksamen Beobachter durch Hitze, Druck und zerrende Schmerzen in der Tiefe des Beckens, im Kreuze und dem Mastdarme und durch die sogenannten Vorboten der Hämorrhoiden (Entzündung der Venenhäute), oder durch das Hervortreten schleimiger oder fließender Hämorrhoiden kund thut. Die sich ferner durch Anschoppung und Ueberfüllung der Leber (über den Magen und in der rechten Unterrippengegend) deutlich macht, indem bei so wuchernder Venosität viel plastische Stoffe des Blutes auf die venösen Gebilde und besonders in der Leber abgesetzt werden, selbige übernähren und mit Blutgerinsel überfüllen, verstopfen und allmählig zu ihrer Verrichtung mehr oder weniger untüchtig machen. Werden nun die Aeste und Hauptstämme der Venen immer mehr ausgedehnt und krankhaft erweitert, (so daß sie im Leichnam oft wie mit dunkelrother Wachsmasse injicirt zu seyn scheinen); und erregt eine solche Gefäßüberladung schon Beängstigung und Schmerz, so verursacht die abnorm vergrößerte und aufgetriebene Leber noch um so mehr das Gefühl von Druck, Angst und Unruhe, besonders nach der Mahlzeit und während der Verdauung. Auch gibt das Alter über diese venöse Blutanhäufung Auskunft, denn sie kommt besonders häufig bei Männern in dem Alter vom fünf und dreißigsten Jahre bis gegen die Funfzig vor, und bei Damen nach dem Außenbleiben ihrer Regeln; dahingegen allgemeine Vollblütigkeit in den Jahren der Blüthe und Kraft hervortritt und späterhin nur durch besondere Ereignisse verursacht wird. Wo aber Unterleibsvollblütigkeit Statt hat, da wird sie stets den Ueberfluß an plastischen Stoffen des Blutes in den venösen Organen des Unterleibes absetzen, und sie mit feinen Infarkten überfüllen, gleichwie sie gleich der wahren Vollblütigkeit Andrang des Blutes nach Kopf und Brust veranlaßt und häufig zu chronischen Krankheiten des Herzens Veranlassung giebt.

Es ist übrigens wohl zu merken, daß hagere Personen mit straffer Faser natürliche Geneigtheit zur allgemeinen Vollblütigkeit besitzen; daß hingegen die, so zum Dickwerden inkliniren, die eine laxe Faser (schlaffe Muskeln) haben, zur Abdominalvollblütigkeit sich hinneigen

Da nun das weibliche Geschlecht, und vorzüglich Frauen, mehr zu venösen als arteriellen Krankheiten inkliniren, so geschieht es wohl, daß sie am häufigsten in Letztere verfallen.

Wo nun allgemeine oder partielle Vollblütigkeit Statt findet, da fehlt es auch nicht an einer vorherrschenden Neigung des Blutes zu abnormer Ausdehnung, die wir mit dem Nahmen Orgasmus belegen, daher bei der geringsten psychischen oder physischen Aufreizung, (z. B. auf Einwirkung von Gemüthsbewegung, Geistesanstrengung u. s. w., gleichwie auf hitzige Getränke, starke Leibesbewewegung u. s. w.), Andrang des Blutes nach Kopf und Brust entstehen, welchen Zustand wir dann mit dem Nahmen der Congestionen belegen. Demnach wird von der Zeit an, wo die Vollblütigkeit in Ausdehnung und Wallung übergeht, wo das Blut sich abnorm expandirt und Miene macht das Gehirn, die Lungen oder das Herz durch sein Andrängen zu überwältigen, der Zustand des Individuums immer bedenklicher, und erheischt, soll dem Subjekt nicht große Gefahr erwachsen, schnelle Abhülfe! Ich kann nicht umhin, die sich darbietende Gelegenheit zu benutzen, um meine Leser zu warnen, sich ja nicht den sogenannten homöopatischen Aerzten, die zur Schande unserer alten ehrwürdigen Kunst ihr auf Charlatanismus und Geldgier beruhendes Unwesen treiben, anzuvertrauen! Diese blinden Nachbeter der eben so einseitigen als gehaltlosen und schwachgeistigen Hahnemannschen Lehre, stiften dadurch, daß sie in Entzündungskrankheiten und bei offenbarer Blutcongestion kein Blut entziehen, großes Unglück. Besser ist es, sich gar keinem Arzte anzuvertrauen, als so ununterrichteten Afterärzten, die nur nach Symptomen kuriren, in die Hände zu fallen.

Leider verfehlen so viele an Vollblütigkeit Leidende diesen Moment, und verfallen hierdurch in Schlagfluß, (von Unterdrückung des Lebensprincips, Blutschlag!) in Lungen- und Herzentzündung, Gehirnentzündung, Lungenblutfluß aktiver Art u. s. w.; welchem Unglück sie schnell und leicht durch baldige und genaue Würdigung der Congestion, vorzubeugen vermocht hätten.

Denn ein solcher Blutandrang nach so edeln Gebilden, als das Hirn, die Lungen und das Herz sind, dehnt die Blutgefäße dieses Organs übermäßig aus, überwältigt die Suprematie der Nerven, stört die eigenthümliche Verrichtung desselben, verursacht heftigen Druck und Stockung, und, steigert sich dieser krankhaft vermehrte Vegetationstrieb, reagirt die Natur heftig, so wird sehr bald ein heftiger phlogistischer Zustand eintreten, den wir mit dem Nahmen Entzündung oder Inflammation belegen.

Solche Blutwallung oder Congestion macht sich anfangs nur durch ein periodisches von Zeit zu Zeit wiederkehrendes Hervortreten bemerkbar. Fliegende Hitze im Gesicht, große Wärme im Kopfe, besonders Hitze unter dem Wirbel und im Nacken, Wehthun, Hitze und Trokkenheit der Augen, Ohrensausen, gelindes Kopfweh und Eingenommenheit des Hauptes sind Zeichen des Blutandranges nach dem Gehirn; gleichwie Herzensangst, Herzklopfen und beklommener Athem den Andrang nach dem Herzen verkündigen, und das Gefühl von vermehrter Wärme in den Lungen, erschwertes und beschleunigtes Athemholen, kurzer und trockner Husten und Unruhe die Congestionen zu diesem hochwichtigen Respirationsgebilde beweisen.

Je länger nun diese Congestionen andauern, oder je baldiger sie wiederkehren, um so ernster und beherzigenswerther sind sie. Auch ist es nicht zu läugnen, daß Personen, welche schwache und empfindliche Nerven haben, daher reizbar und leicht erregbar sind, dazu mehr geneigt sind, als Andere. Es ist ferner gewiß, daß der Andrang des Blutes im Blütenalter des Lebens mehr nach der Brust, in dem mittlern und stehenden Alter nach dem Unterleib, und in spätern Jahren nach dem Kopfe gerichtet ist Da es ferner Individuen giebt, bei denen irgend ein inneres und edles Eingeweide von der Urbildung aus schwächer ist, als alle übrigen, so fügt es sich auch, daß die Congestion nach solchem Theile anströmt.

Was nun das Heilverfahren gegen die wirkliche und allgemeine Vollblütigkeit anbetrifft, so ersehen wir, daß Mutter Natur selbst gewisse Wege einschlägt, um das Gleichgewicht zwischen Blut und Nerven herzustellen; so erregt sie oft und besonders bei jüngeren Personen starkes und periodisch wiederkehrendes Nasenbluten, Blutschwäre und wässerigen Durchfall, andermals entstehen heftige Krämpfe, sogenannte Blutkrämpfe, welche den Kampf anzeigen, den Gehirn und Nerven mit dem quantitativ und qualitativ vermehrten Blute zu bestehen haben.

Zwey Wege führen auf Verminderung der Blutmasse hin; der eine, welcher der direkte benannt wird, umfaßt die Blutentziehung durch Aderlaß, durch Ansetzen von Blutigeln, Schröpfköpfen u. s. w, so wie das künstlich erregte Nasenbluten; der andere betrifft die Verminderung der Blutmasse durch eine kärglich nährende und höchst frugale (mehr aus Gemüsen, Obst und Wasser) bestehenden Diät, durch Beschränkung der Schlafzeit und durch viele und angestrengte Bewegung. Auf letztere Art soll das Uebermaaß an Kräften und Säften verzehrt, und einer zu luxuriösen Blutbereitung möglichst vorgebeugt werden. Der Arzt wird oft genöthigt zu diesen beiden Schwächungsmethoden seine Zuflucht zu nehmen, und er richtet sich hinsichtlich der vorzunehmenden Blutentziehung nach der Anzeige des Pulses, nach der Körperbeschaffenheit und dem Alter des Individuums, gleichwie er die von ihm seither geführte Lebensweise im Auge behält.

Wir würden jedoch sehr thöricht handeln, wenn wir nach gehobener und ausgeglichener Vollblütigkeit, auf diese Kunsthülfe vertrauend, in diätetischer Beziehung von Neuem sündigten; denn immer bleibt der Aderlaß ein gewaltsames Eingreifen in das organische Leben, und wir verwöhnen hierdurch die Natur; die Blutbereitung geht dann nur um so rascher von Statten und es geschieht dann wohl, daß der Organismus diese Hülfe von Zeit zu Zeit gebieterisch erheischt.

Weiser und vernünftiger gehandelt ist es, wann Personen, die zur Vollblütigkeit inkliniren, von dem Augenblicke an, wo sie diese Entdeckung machen, mäßig und frugal leben, mehr Wasser als andere Getränke genießen und durch strapaziöse Handarbeiten und viel Bewegung im Freien ihr Blut consumiren, wann sie sich von der Schlafzeit abrechen, u. s. w.

Solchen Individuen rathe ich auch zur Blutverdünnung entweder vegetabilische Säuren unter Wasser gemischt, oder eine Abkochung von Weinsteinrahm mit Zucker (das sogenannte Krystallwasser) und Citronensaft versetzt in den Nachmittags= und Abendstunden zu trinken. Kein Mittel wirkt meiner Erfahrung gemäß so bestimmt auf die Blutverdünnung, als das eben genannte; und wenn man es ruhig stehen läßt, daß der schweraufloßliche Theil des Weinsteinrahms zu Boden fällt, so wird es auch der schwächere Magen vertragen. Auch süße Molken, eine Abkochung von Queckenwurzeln sind denen welche minder starke Verdauungsorgane haben gar sehr anzuempfehlen.

Mir sind Personen beiderlei Geschlechts bekannt, die wegen der großen Neigung zur Vollblütigkeit die solidern Fleischarten, als Rindfleisch und Schweinefleisch ganz meiden müssen; die sich viel an grüne Gemüse und an Obst zu halten genöthigt sind, den Caffee, starke Biere und rothe, schwere Weine, den gewöhnlichen grünen Thee, Mehl- und Eyerspeisen gar nicht zu sich nehmen und statt des Roggenbrodes nur sehr leichtes Weißbrod essen dürfen. Die aus gleicher Absicht sehr früh aufstehen, und der Nachmittagsruhe ganz entsagen, dabei viel gehen und im Freien sich Bewegung aller Art machen, und die nur auf solche Weise den Aderlaß zu umgehen vermögen Wo nun aber auch unser Organismus sich durch Nasenbluten und andere Krisen zu helfen bemüht ist, und wo es ihm glückt hierdurch das Gleichgewicht zwischen Nerven und Blut her zu stellen, da wird es demohnerachtet nöthig in Beziehung auf Diät und Regimen alles das zu meiden, was zu abnormer Blutbereitung Veranlassung giebt; denn wo dieß nicht geschieht, da glückt es der Natur nicht lange das Ungewitter zu beschwören, da unterliegt sie oft mitten in ihrem Heilbemühen.

Bei der Mehrzahl der Fälle haben wir es jedoch, wie früher erinnert, mit Unterleibs-Vollblütigkeit zu thun, wo oft die Zeichen allgemeiner Plethora nicht mangeln. Sobald wir uns nun überzeugt haben, daß die Blutüberfüllung vorzüglich das venöse System betrifft, wird es uns klar, daß nicht immer der Aderlaß und örtliche Blutentziehungen ausreichen die Quantität und Qualität des Blutes auf die Norm zurückzuführen; da wir es gewöhnlich schon mit längern Stockungen und Infarkten von Blutgerinseln in den größern Unterleibseingeweiden und nahmentlich in der Leber und Milz zu thun haben, die der Wiederherstellung des Kreislaufes fortdauernde Hindernisse in den Weg legen. Ja, hat ein solches venöses Leiden schon längere Zeit angedauert, und hat sich die Natur fruchtlos bemüht die Hemmung zu überwinden, und glückte es ihr nicht, durch das Hervorrufen fließender Hämorrhoiden das sie drückende Uebergewicht des Blutes zu entleeren, so reflektirt sich dieser Vollblütigkeitszustand nicht nur auf Kopf, Herz und Lungen, sondern die Unterleibsnerven werden vom Blute überwältigt, und da sie für die Gebilde des Unterleibes dasselbe sind, was das Gehirn und die aus selbigem entspringenden Nerven als Dirigenten für die geistigen Verrichtungen und Sinneswerkzeuge und für die Respirationsorgane sind, so kann der ohnmächtige Zustand dieses höhern Triebrades des Lebens nicht anders als nachtheilig auf das sich zum Herzen zurückbewegende Blut einwirken, das sich, so zu sagen, nun selbst überlassen ist.

Sey es nun, daß diese partielle Vollblütigkeit alle Zeichen der wahren und allgemeinen Plethora an sich trägt, wie dieß bei jungen athletischen Männern und besonders bei denen, die eine sehr nahrhafte Kost genießen und erhitzende Getränke lieben, wohl der Fall ist, besonders wann sie dabei noch ein träges und unthätiges Leben führen; oder daß sie sich rein als örtliche, das Venensystem belastende Blutmenge darstellt, es reichen hier die Blutentziehungen allgemeiner und örtlicher Art selten, und nur bei angehender Abdominal-Plethora aus. Wohl verschaffen sie schnell große Erleichterung, und bewirken daß die augenblickliche Gefahr entfernt wird; doch nur eine lang fortgesetzte strenge Diät, das Vermeiden alles dessen, was das Blut übernährt, krankhaft verdickt und in gesteigerte Bewegung versetzt hat, vermag bei reger und thätiger Lebensweise u. s. w. gänzliche Abhülfe zu verschaffen.

Oft wird der Arzt genöthigt zur vollkommnen Wiederherstellung des Blutumlaufes durch die Venen und venösen Gebilde noch auflösende, eröffnende und blutverdünnende Mittel, besonders den Gebrauch der Heilquellen, der Bäder und Klystiere in Anwendung zu ziehen; oder da, wo Mutter Natur schon darauf hinwirkt, wo es an Andeutungen dazu nicht gebricht, den Durchbruch der Hämorrhoiden zu befördern.

Selten erheischt jedoch diese venöse Vollblütigkeit so starke Blutentziehung, als die in Bewegung gerathene allgemeine und wahre Vollblütigkeit; aber sie erfordert zur gründlichen Beseitigung mehr Berücksichtigung und Umsicht. Sie befällt vorzugsweise Personen im mittlern Alter, und kommt bei weitem häufiger vor, als die allgemeine und wahre Plethora. Sie bildet da, wo sie nicht in Zeiten erkannt und gewürdigt wird, die Grundlage der Leber- und Milzkrankheiten, der Hypochondrie, der Hysterie u. s. w. Bevor ich weiter gehe kommt es mir zu mich noch über jene Beschaffenheit des Blutes zu verbreiten, die wir mit dem Namen der unächten oder scheinbaren Vollblütigkeit belegen, und die durchaus nicht mit der ächten verwechselt werden darf.

Die unächte oder scheinbare Vollblütigkeit beruht auf einer krankhaften Ausdehnung der normalen und durchaus nicht übermäßigen Blutmasse. Inzwischen dehnt dieses größere Volumen die Gefäße eben so aus, als eine wahrhaft größere Masse des Blutes, und bringt täuschend dieselbe Wirkung hervor, als die wahre Vollblü igkeit, denn Wallung und Congestion nach diesem oder jenem edlem Gebilde, sind oft gleich heftig und beunruhigend. — Da es nun leider oft genug geschieht, daß Ununterrichtete diesen Orgasmus des Blutes für wahre Vollblütigkeit halten, und dem zu Folge irriger Weise und zu ihrem großen Schaden Blut entziehen: so bitte ich meine Leser, und auch! minder versuchte Aerzte und Wundärzte, ja auf ihrer Hut zu seyn, daß sie nicht in solchen Irrthum verfallen.

Personen, die solche sensible Nerven besitzen und krankhaft reizbar oder leicht aufzuregen sind, inkliniren bei Einwirkung äußerer Wärme der Luft, der Sonne, des Feuers sowohl, als auf Genuß warmer Bäder, warmer Speisen und Getränke, auf Muskelanstrengung, auf Leidenschaften angenehmer und trauriger Art, und auf plötzliche Luftveränderung, wann die Atmosphäre jähling leicht wird und demnach einen verminderten Druck auf den Körper ausübt, zu diesem krankhaften Orgasmus.

Hier haben wir es demnach einzig mit krankhafter Ausdehnung des Blutes, die in Folge der Aufreizung entstanden ist, zu thun; und es darf in solchem Falle kein Tropfen Blut entzogen werden. Besänftigung eines aufgeregten Gemüthes, Abkühlung bei erhitztem Körper, Ruhe und Schlaf, sanfte Lavements (von Chamillenthee mit Oel!), Fußbäder, säuerliche Getränke, das gewöhnliche Brausepulver und eine Tasse Lindenblüthenthee reichen meist zur Aufhebung dieser auf Schwäche sich gründenden Blutbewegung aus, und nur im Nothfall werden ableitende Mittel, besonders Senfpflaster auf die Extremitäten applicirt, erforderlich werden.

Es geht mit dieser unächten und scheinbaren Vollblütigkeit, wo der Puls stets die sicherste Auskunft giebt, (denn er ist zwar prall und ausgedehnt, aber zeigt durchaus nicht Härte, und giebt dem Drucke des Fingers nach!) wie es mit der falschen Schwäche geht, der nur unterdrückte Kraft zum Grunde liegt; wer sie verkennt verursacht dem Kranken den größten Nachtheil.

Entgegengesetzt der Vollblütigkeit ist:

Der Mangel am Blute oder die Blutarmuth, ist fast immer Folge großen Blutverlustes auf Blutsturz, und enorme Blutflüsse, gleichwie auf übermäßigen oder oft wiederholten Aderlaß; nicht minder entsteht Blutmangel von zu geringfügigen und wenig Nahrungsstoff enthaltenden Speisen und Getränken, daher bei der Hungerkur. Immer wird Bleichheit der Haut, Blässe des Gesichtes, Schwäche und Mattigkeit, ein kleiner, leerer und langsamer Puls und auffallende Kraftlosigkeit und Magerkeit eine solche Blutarmuth deutlich machen. Auch ist es erfahrungsgemäß, daß, je rascher die Blutverminderung eintritt, und je bedeutender sie ist, der Tod aus Erschöpfung des Lebensprincips durch Nervenschlag und Lähmung eintritt.

Es springt in die Augen, daß zur Ersetzung des Blutmangels anfangs kräftige Fleischbrühe mit Eydotter, Fleischgallerte, kräftiges Bier und alter edler Wein, und späterhin, wann die Verdauungsorgane gestärkt sind, der Genuß des Fleisches selbst und schleimiger Gemüse von Nutzen seyn wird. Dabei bedarf ein solcher Kranker Ruhe des Leibes und der Seele, Aufheiterung, und eine oft zu erneuernde reine Luft im Zimmer.

Hat jedoch der Blutmangel schon lange Statt gehabt, so geschieht es wohl, daß Patient troß der benannten Rettungsmittel in jene Krankheiten verfällt, die von Entmischung und schlechter Beschaffenheit der Säfte herrühren.

Da ich mich nur über allgemeine und sinnlich wahrnehmbare Fehler des Blutes hier zu verbreiten vermag, mich aber, da ich für Nichtärzte schreibe, nicht damit befassen kann, tiefer in diese noch große Zusätze verstattende Materie einzudringen, so verweise ich Wißbegierige, die hin und wieder näheren Aufschluß verlangen, an den wissenschaftlich gebildeten Arzt, der ihnen dieß alles genauer zu erörtern bereit seyn wird.

Von dem unreinen Blute und was unter dieser Benennung verstanden wird.

Ueber unreines Blut wird so oft und viel Klage geführt, daß allerdings an dieser Sage etwas seyn muß;

und wer wäre nicht bereit zu glauben, daß, in Folge ausschweifender und schwelgerischer Lebensart, ein unreines Blut häufig Statt finden und von Eltern auf Kinder und auf nachfolgende Geschlechter übergehen könne. Man wird selbst in diesem Glauben bestärkt, wenn man erfährt, daß viele Krankheiten von Eltern auf Kinder u. s. w. übergetragen werden; und daß zu andern mindestens die Anlage fortgepflanzt wird. Wohl mag das Blut gar vielen und unbekannten Abweichungen unterworfen seyn, und vielleicht ist das Blutgas und vorzüglich die Vitalität desselben der Theil, welcher auf mannigfaltige Weise differirt, doch weichen die chemischen Grundbestandtheile auch in vielen Individuen gar sehr ab, und wollten und könnten wir das Blut jedes Kranken analysiren, so wäre es wohl möglich über diese Differenz mehr Licht zu erhalten. Indem wir dieß fernern Prüfungen anheim stellen, beachten wir vielmehr das, was im engern Sinne des Wortes und im Alltagsleben unter Unreinigkeit des Blutes von Nichtärzten verstanden wird.

Da zeigt es sich nun, daß alle chronischen Formen der Hautkrankheiten von der niedrigsten Gestalt der einzelnen Blüten und Pusteln, bis auf die wichtigsten Entstellungen des Hautorgans, gleich wie das Grimmen und Jucken unserer äußern Bedeckung dem unreinen Blute zugeschrieben werden. Wissen unterrichtete Aerzte nun wohl, daß die chronischen Hautausschläge vorzüglich auf Fehlern der Lymphe beruhen, folglich im Lymph- und Drüsensystem ihren Ursprung nehmen; so kann bei so abnormer Beschaffenheit der Lymphe doch unmöglich ein reines und gesundes Blut Statt finden, und wenn es auch bisher nicht glückte die Spuren des Lustseuchen-Giftes, der Flechten, des Kopfgrindes u. s. w. im Blute nachzuweisen, wenn mehrere derselben einzig im Zellgewebe und den aus Zellstoff bestehenden Theilen und in den Drüsen zu wurzeln und sich auszubilden scheinen, so kann das Blut solcher Kranken denn doch nie für rein und fehlerfrei gelten. Und entlehnen denn die Lymphgefäße ihre Substanz nicht aus dem Blute?! Tritt nicht andern Theils Lymphe in das Blut über?! Stehen nicht sämmliche weiße und rothe Säfte unsers Körpers in sehr naher Verwandschaft, so daß es geradezu unmöglich ist, daß wenn der eine nichts taugt, die andern vollkommen gesund seyn können?! — Was jedoch hellleuchtend dafür spricht, daß das Blut auch heterogene und solche Bestandtheile zu führen fähig ist, die ihm fremd und ungleichartig sind, dafür zeugt: daß das Blut im Frühjahr sich vorzugsweis zu reinigen bemüht ist, daß zu solcher Zeit eine Art von vermehrter Bewegung in selbigem Statt hat, die nicht selten ein kleines Fieber hervorruft, und daß in Folge dieser Reaktion Ablagerung auf das Hautorgan, Blutschwäre, Durchfälle, übelriechender Schweiß, vermehrter Urinabgang entstehen. Unsere Voreltern benutzten demnach gedachte Jahreszeit mit Vortheil zu Blutreinigungskuren, sie schröpften zu der Zeit, Vollblütige ließen Ader, sie tranken Birkensaft, Schlehenblütenthee, abführende Tisanen (sogenannte blutreinigende Holz- und Wurzeltränke), nahmen zum Laxiren ein, tranken Molken mit und ohne Kräutersäfte, u. s. w.

Daß auch dieser Gebrauch zum Mißbrauch worden war, daß Gesunde und Schwächliche dieser Mode huldigten, darf nicht Verwunderung erregen, allein die Mehrzahl befand sich bei dieser auf Natur, Vernunft und Erfahrung gegründeten Präservativkur wohl, und dieß spricht für die Sache; denn der Arzt soll stets immerdar jeden

Wink der Natur benutzen, und ihr Wirken unterstützen, es nachahmen u. s. w. *)

Wer demnach bemerkt, daß seine Haut juckt und grimmt, daß Blüten, Pusteln und Ausschläge kalter und fieberloser Art auf selbiger entstehen, daß das Gesicht unrein wird; der hat nicht Unrecht, wann er die Ursache dieser Efflorescenz im Blute sucht, und sagt ihm auch der Arzt: daß eine kranke Lymphe hieran Ursache sey; so bleibt immer das Blut der Hauptquell aller Säfte, und der Brunnen, aus dem alle festen Theile unsers Körpers ihre Subsistenz ziehen. Auch ist es, streng genommen, ziemlich gleich, ob ich in der Absicht das Hautübel und die Schärfe zu entfernen, auf das lymphatische System oder direkt aufs Blut hinwirke, denn die Arzneien, die ich reiche, wirken durch das Blut erst auf die Drüsen und Lymphgefäße. Uebrigens ist es ja bekannt, daß alle hitzigen Hautkrankheiten sich im System der Blutgefäße entwickeln, und auf der Haut von den Capillargefäßen abgesetzt werden; daß das Blut solcher Kranken, durch Impfung auf Andere

---

*) Wir Aerzte sind jetzt stolz auf unser Besserwissen und glauben Sitz und Ursache jeder Hautkrankheit bestimmt nachweisen zu können, wir besitzen Prachtwerke über diese Sippe von Krankheitsformen, ertheilen gelehrt klingende Definitionen darüber, allein wir heilen in der That gar viele derselben gar nicht, und eine Unzahl von Flechtenkranken geht zur Schande der Aerzte herum, die weder durch Schwefelräucherungen, noch durch alle die Mittel, welche specifik auf das lymphatische System wirken sollen, geheilt werden. Bis sie endlich einem alten Praktiker in die Hände fallen, der ihr Blut reinigt, und ihre Ernährungsweise für Zeit und Zukunft ordnet! —

übertragen, dieselbe Krankheit erzeugt u. s. w. Demnach steht wohl zu erwarten, daß Reinigung der gesammten Blutmasse durch das Vermeiden der hitzigen und spirituösen Getränke, des Caffes, der Gewürze, des Salzes, des Geräucherten, des Gepöckelten, Fetten und Sauren, durch Verminderung der Fleischnahrung und durch eine meistens aus Vegetabilien bestehende Kost, fleißiges Wassertrinken, an und für sich schon zur Verbesserung des Blutes viel beitragen und der Produktion einer kranken Lymphe vorbeugen wird. Führen wir nur dem Blute einfache und gesunde Nahrungsmittel zu, trinken wir oft und viel reines Brunnenwasser, sorgen wir dafür stets eine reine und gesunde Luft dem Blute durch die Lungen zuzuführen, so läßt sich auch mit Gewißheit erwarten, daß eine gesunde Lymphe abgesondert werden wird. Es versteht sich von selbst, daß die Hautkultur durch hohe Reinlichkeit, fleißiges Baden und Waschen zugleich Statt finden und das Individuum durch strapaziöse Arbeiten und viele Bewegung die Kräfte und Säfte verarbeiten muß.

Sey es demnach daß das, was wir im täglichen Leben Schärfe und Unreinigkeit des Blutes nennen, scheinbar im Zellgewebe und im Lymphsysteme sich entwickele, immer ist es kein Fehlschluß eine solche Dyscrasie vom Blute aus tilgen zu wollen! Aus solchem Grunde nützen auch solche Wurzel- und Holztränke (Tisanen), die auf Schweiß und Urin wirken, es nützen zur Eröffnung dieser Blutreinigungskur kühlend abführende Mittel, besonders Bitterwasser, Salze mit Tamarinden u. s. w., die auch am Schluße einer solchen Kur um deshalb passen, weil in Folge der Blutreinigung heterogene Stoffe auf den Darmkanal abgelagert werden, die entfernt werden müssen. Vollblütige und üppig Genährte werden dieser Kur mit

Gewinn, einen ihrem Alter und Kräften entsprechenden Aderlaß vorausschicken, minder Vollblütige, aber vollsaftige und lymphatische Constitutionen, und die, deren Haut stark juckt, thun wohl sich schröpfen zu lassen. Molkenkuren, Kräutersäfte verdienen, vier bis sechs Wochen hindurch bei passender Diät, vieler Bewegung und täglichem Baden fortgebraucht, mit Recht den Namen der blutversüßenden Mittel, auf deren Anwendung eine recht gesunde und kräftige Lymphe abgesondert werden wird.

Nicht mit Unrecht sucht demnach der Laie den Sitz der sogenannten Hautausschläge, der Gesichts- und Kopfausschläge, des Grimmens und Juckens der Haut im Blute selbst. Und wohl Allen, die bei Wahrnehmung dieser Schärfe baldigst zu der früher erwähnten strengen Diät und Entziehungskur schreiten, und sich zu jeder Zeit, vorzüglich aber im Frühjahr, der erwähnten und von unsern Voreltern schon hochgeschätzten sogenannten Blutreinigungsmittel bedienen. Sie werden, wann sie von reeller ärztlicher Hülfe entfernt leben, sich durch dieses Präservativ-Verfahren vor schlimmern Folgen sicher stellen, und zur Erhaltung der Gesundheit wesentlich beitragen.

Wo sind wohl Hautkrankheiten und Schärfen häufiger zu finden, als bei Kindern und jungen Leuten, wo sie, in Folge der Entwickelung und kritischen Ausscheidung der Säfte, so oft zum Vorschein kommen. Genau betrachtet sind diese Unreinigkeiten meist auch Produkte einer krankhaften Lymphe, allein diese entspringt wieder aus einer übeln Blutmischung. Suchen wir dann der Sache auf den Grund zu kommen, so finden wir, daß fast immer fehlerhafte Ernährung des Kindes, Mangel an Bewegung und an reiner mit Sauerstoff geschwängerter Luft, feuchte und ungesunde Wohnung an diesen Hautübeln

Schuld sind. Und wirkten denn diese Schädlichkeiten nicht zunächst auf das Blut?! —

Der Nichtarzt beharre demnach in Gottes Nahmen bei seiner Ansicht, und suche ferner den Grund solcher Hautunreinigkeiten im Blute; nur vergesse er dabei nicht, daß die Cultur der Haut, das öftere Waschen, Baden und der Wäschewechsel zur Abwendung solcher Schärfen eben so erforderlich ist, als eine mäßige, frugale, dem Alter und der Constitution angemessene Kost. Er bedenke, daß wir unsere Haut um deshalb reinigen und pflegen müssen, damit sie geschickt werde aus der Luft aufzusaugen und zugleich die Thierschlacke aus dem Blute zu entfernen.

Sobald wir bei Kindern und jungen Subjekten solche fieberlose Ablagerungen im Gesichte, besonders am Kopfe und Munde, an der Nase, den Ohren und am übrigen Körper bemerken, wollen wir sie als kritisch betrachten und uns überzeugt halten, daß Mutter Natur diese Schärfe zum Heil des Individuums auswirft. Nie darf man einer solchen Heilbestrebung des Organismus entgegen arbeiten, und höchst schädlich und unverantwortlich ist es äußere Mittel zur Vertreibung derselben anzuwenden! Dankbar müssen wir dieses Auskunftsmittel der Natur erkennen, solche Kinder warm halten, und die Krisis zu befördern uns mühen. Allein der Verstand gebietet zu prüfen: ob wir nicht bei der Ernährungsweise und im übrigen Verhalten gefehlt haben?! Wo dieß der Fall ist, da wird Verbesserung der Diät, des Regimens, der Hautpflege schon viel nützen und oft ohne andere Mittel ausreichen; und nur in hartnäckigen und vernachlässigten Fällen werden Arzneien zu Hülfe gezogen werden müssen, welche die Assimilations- und Nutritionsgebilde stärken. —

Auch bei Jünglingen und Jungfrauen werden Blüten im Gesicht und auf der Haut wahrgenommen, gegen welche nichts zu unternehmen ist. Eine geregelte Diät und wohl geordnete Lebensweise reicht immer aus die Säftemasse zu vermindern und zu verbessern, und höchstens bedarf es der Molken, des Queckentrankes und zwischendurch eines Glases Bitterwasser, um diesen (jungen Damen unangenehmen) Uebelstand zu heben!

In spätern Jahren ist zwar die Neigung zu Effloreszensen der Haut nicht so groß, doch bieten sie sich bei Personen, die eine zarte Haut haben, oft genug zur Beobachtung dar, und erfordern, wann sie keinen besondern Charakter haben, der über sie und ihre Heilung bestimmt, dieselben diätetischen Berücksichtigungen und nur im Nothfall solche Arzneien, welche blutreinigend und lymphverbessernd zugleich wirken.

Von der entzündlichen Beschaffenheit des Blutes.

Das Blut kann auch übermäßig roth, heiß und hitzig werden, und wann hiermit nicht Neigung zu Entzündungen, zu Fiebern, zu aktiven Blutflüssen, und überhaupt zu jedem Aufreizungszustande verbunden ist, mag eine solche Beschaffenheit des Blutes sich immer noch zur Gesundheit hinneigen. Ein solches Blut ist reicher an Lebenskraft und an Metall (an Eisen), seine plastische Kraft ist erhöht und sämmtliche in ihm enthaltene Bestandtheile sind mehr mit Oxygen geschwängert. Ein solches Blut enthält mehr Faserstoff, der Eyweißstoff selbst ist mehr oxydirt, und sobald es aus der Ader gelassen wird, so coagulirt sich der mehr concrescible Eyweißstoff mit dem größern Theil des Faserstoffes auf der Oberfläche des aus der Ader gelassenen Blutes. Ein solches Blut bildet, sobald es durch Aderlaß aus dem Körper tritt, das sogenannte Entzündungsfell (crusta pleuritica seu inflammatoria), das auch an manchen Orten die Speckhaut genannt wird. Die Entstehung dieser entzündlichen Kruste beweist immer eine vermehrte Concrescibilität des Blutes, und einen höhern Oxydationsgrad.

Die Jugend sowohl, als die Kraft des männlichen Alters, der volle Genuß des Lebens, Bewegung, eine reiche Diät an Speisen und Getränken, Enthaltsamkeit und voller Gesundheitszustand in allen Functionen bringen diese Qualität des Blutes hervor. Nicht minder wird sie durch anhaltende kalte Witterung, besonders durch Ost- und Nordwinde, durch eine idioelektrische Luft, die keine Elektrizität ableitet, durch Erhitzung und große Erkältung, durch gewürzreiche Speisen und spirituöse Getränke hervorgerufen. Auch vermag der herrschende Genius der Krankheiten, der unstreitig von der Atmosphäre aus sich entbindet und wirkt, wann er inflammatorischer Art ist, diese entzündliche Disposition des Blutes zu bewerkstelligen.

Doch besteht diese Beschaffenheit des Blutes, die immer ein Uebergewicht von Plastizität und Metallität anzeigt, recht wohl mit der Gesundheit, wie wir das auch an Schwangern sehen, die sich dabei wohl befinden. Lebt jedoch ein solches Individuum nicht frugal und mäßig, trinkt es, statt Wasser, sehr hitzige und nahrhafte Getränke, unterläßt es seine Kräfte und Säfte mittelst einer recht laboriösen Lebensweise zu verarbeiten, setzt es sich der Aufreizung auf irgend eine Weise aus, so kann es nicht fehlen, daß Entzündung, und dessen Reflex Fieber, sich baldigst ausbilden und große Gefahr herbeiführen werden.

Indeß ist es, genau betrachtet, nicht zu verkennen, daß dieses Uebergewicht an Sauerstoff, Eisen und Faserstoff im Blute, trotz der merkbaren Concrescibilität der Bestandtheile, die Tendenz zur Entmischung schon wieder in sich enthält, dieweil es sich auf dem Culminationspunkt der Vereinigung nicht leicht zu erhalten vermag; gleichwie es auch weit reizender und erregender auf das Herz, auf die Lungen und Blutgefäße wirkt, und dergestalt selbst den Impuls zur Entzündung giebt.

Wer mit solchem Blute begabt ist, wird durch sehr einfache und mehr aus Vegetabilien bestehende Kost und fleißiges Wassertrinken, und durch ein reges thätiges Leben, viel zur Abkühlung und Bändigung desselben beitragen können. Wo sich jedoch Zeichen abnormer Bewegung des Blutes, Hitze, Andrang nach Kopf und Brust hinzugesellen, wo die Zeichen der Vollblütigkeit und der entzündlichen Diathesis sich gleichmäßig bemerkbar machen; da eile man durch einen dem Alter und der Constitution angemessenen Aderlaß, durch kühlende und verdünnende Getränke (aus vegetabilischen Säuren, oder die früher empfohlene Abkochung des Weinsteinrahms!) durch antiphlogistische Abführungsmittel die Phlogistik und Plastizität des Blutes zu mindern. Um uns jedoch für Rückfälle sicher zu stellen wird es nöthig auch fernerhin diät zu leben, viel aktive Bewegung zu machen, nicht über die Gebühr zu schlafen, genügend Wasser zu trinken und auch für Thätigkeit des Geistes zu sorgen.— Inkliniren wir demnach zu einer reichlichen und kräftigen Blutmasse, trägt das Alter, in dem wir stehen, und das Temperament, das wir besitzen dazu bei, so müssen wir, um nicht in Entzündungskrankheiten zu verfallen, uns vor sehr nahrhaften Speisen, vor Gewürzen, vor geistigen Getränken und vor dem Caffee hüten, und bemüht seyn die Kräfte und Säfte durch angestrengte Muskelthätigkeit zu verzehren; wenig schlafen und sitzen trägt zu unserm Wohlseyn ein Erkleckliches bei.

Da unzählige Menschen in der Blüte und Kraft der Jahre durch das Nichtkennen und Nichtbeachten einer entzündlichen Disposition des Blutes in gefahrbringende Krankheiten verfallen und die Hülfe der Kunst oft zu spät in Anspruch nehmen, so bitte ich dringend sich in solchem Falle an die hier ertheilten diätetischen Regeln zu halten, die wahrlich zur Sicherstellung ausreichen.

Ueberhaupt mögen sich junge Personen und kräftige Männer, die vollblütig sind und ein lebhaftes oder gar heftiges Temperament haben, vor solchen Einflüssen hüten, die das Blut noch mehr erhitzen und dessen Gefäße reizen. Sie haben demnach Gemüthsbewegungen, anhaltende und übermäßige Geistesanstrengung eben so zu meiden, als Körperanstrengung, die das Blut in abnorme Bewegung setzt. Denn so nützlich und wohlthätig ihrer Constitution ein reges und arbeitsames Leben ist, so nachtheilig ist das Uebermaaß körperlicher Anstrengung z. B. ein forcirter Ritt, heftiges und langfortgesetztes Tanzen. Im Winter und bei heftiger und trockner Kälte, wenn der Wind aus Ost und Nord bläst und dann, wann der stehende Charakter der Krankheiten inflammatorischer Art ist, mögen sie dies alles um so ängstlicher meiden, und ja keine Excesse im Genuße erhitzender Getränke begehen. Letzteres ist in unserer Zeit, wo Weine, Biere und Rum, Arrak und Branntewein gefahrbringender Verfälschung unterworfen sind, um so sorgfältiger an das Herz meiner Leser zu legen.

Krankheiten, deren Ursprung vorzugsweise im Blute zu suchen ist.

Auch diese Krankheiten sind streng genommen solche, die sich als Krankheiten der Assimilation (der Aneignung der Stoffe) dem Kennerauge des Arztes darstellen; die jedoch vorzüglich im Blute wurzeln. Wir handeln hier zuvörderst von der Gicht, als einer Ausgleichungskrankheit deren sich das Blut bedient, um sich von gewissen, dasselbe belästigenden Bestandtheilen zu befreien. —

Sie entspringt oft genug aus Vollblütigkeit und vorzüglich aus Abdominalplethora, daß man, auch ohne Arzt zu seyn, ein mit zu viel Nahrungsstoff überladnes Blut als Urquell der Gicht betrachten muß. — Ja Tausende würden nicht in diese Krankheit verfallen, wenn sie zeitig zum Aderlaß griffen und sich im Essen und Trinken der Enthaltsamkeit befleißigten. Prüft man das Blut der Gichtkranken genau, so hat es chemisch betrachtet einen großen Ueberfluß an erdigen Bestandtheilen, und nahmentlich an phosphorsaurem Kalk, dagegen scheint es an den sublimern Auflösungsstoffen Mangel zu leiden. Die Gicht ist eine Heilbestrebung der Natur die im Blute prävalirende Knochenerde aus dem Körper zu schaffen, und, wo sie diesen Zweck erreicht, leert sie durch Urin und Schweiß diese ziegelrothen Stoffe aus, oder setzt sie, wie das häufig geschieht, zum Nachtheile des Kranken auf äußere und innere Gebilde ab. Ehe und bevor die Assimilationsorgane bei Gichtkranken leiden, fand bei ihnen schon allgemeine oder mindestens Vollblütigkeit des Unterleibes Statt, denn die Gicht ist stets Folge krankhaft erhöhter Venosität. Gleichwie das Rheuma sich bei jüngern und kräftigen Subjekten zeigt, im Arterienblute begründet ist, und für ein Uebergewicht von oxygenisirtem Blute spricht; so erscheint die Gicht als ein Wahrzeichen des rückschreitenden Lebens, ist Folge eines krankhaften Venenblutes, und deutet auf ein Uebergewicht an erdigen Theilen und Kohlenstoff. Daher ist sie auch eine Krankheit, die am öftersten Wohlhabende, Schwelger und solche, die gut essen und trinken und ein träges Leben führen, befällt. Zwar entsteht sie auch in Folge niederschlagender Leidenschaften, übermäßigen Studierens, feuchter Wohnung, schwer verdaulicher und ungesunder Nahrungsmittel, wo sie dann eine Geißel der Armen ist, doch auch in solchem Falle erkrankt das Blut zuerst, später die Organe der Assimilation u. s. w. Unglücklicher Weise ist sie eine Krankheit, die sich forterbt, und auch durch Ansteckung auf Andere, (die mit Gichtkranken in naher Berührung stehen), übergeht. — Bei der Gicht leiden zunächst die Verdauungsorgane, daher dem eigentlichen Gichtanfalle bald Appetitlosigkeit, bald Heißhunger vorhergeht, und Digestionsbeschwerden, Aufblähung, als Vorboten nicht mangeln; auch giebt es eine verborgne oder maskirte Gicht, die als Müdigkeit, bald mit Schwindel, bald mit Ohrensausen oder mit Brustschmerz, als Nesselfieber u. s. w. vorkommt, und, in so proteusartiger Gestalt, von den Kranken (ja, von den Aerzten selbst) verkannt und irrig behandelt wird. In welcher Gestalt sie aber auch erscheinen mag, ursprünglich ist sie im Blute, mindestens im venösen Blute begründet. Daher werden Personen, die an wirklicher Vollblütigkeit, oder an Unterleibsvollblütigkeit leiden, der Gicht dadurch vorbeugen, daß sie sofort zur Ader lassen, und sich auf eine strenge Diät setzen. Wo es aber schon zur Ausbildung der Gicht gekommen ist, da ist der Aderlaß nicht mehr anwendbar, und paßt nur in jenem Falle, wo das Fieber sehr heftig ist, die Natur bei Hervorbringung der kritischen Ausscheidung stürmisch verfährt, sich dabei übernimmt, und es demnach nöthig wird die zu heftige und gewaltsame Reaktion zu bändigen. Denn ist es bis zur kritischen Ausstoßung jener Stoffe, die das Blut entleeren will, gekommen; so ist alles dem Organismus selbst zu überlassen und Patient kann dies Unternehmen einzig durch strenge Diät und warmes Verhalten unterstützen.

Um jedoch neue Anfälle dieser Krankheit zu verhüten, um sie wo möglich ganz zu tilgen, wird es von großem Nutzen seyn zu nahrhafte Speisen, besonders Fleischnahrung und fette Dinge, Gewürze, Caffe und erhitzende Getränke aller Art zu meiden, sich warm zu bekleiden, vor Geistesanstrengungen und Gemüthsbewegungen zu hüten, sich fleißig zu baden, und solche Mittel im Frühjahr und Sommer anzuwenden, die säfteverbessernd oder blutreinigend wirken, z. B. Molken, Mineralwässer u. s. w. Wenn dies Heilverfahren bei der fieberhaften und hitzigen Gicht von Nutzen ist, so eignet es sich jedoch nicht bei der kalten, chronischen und auf Schwäche beruhenden Gicht. Hier hat die Krankheit schon lange angedauert, hat die Digestions- und Assimilationsgebilde in Mitleidenheit gezogen; ja es ist schon dahin gediehen, daß es der Natur an Kraft gebricht die Ausscheidung zu bewerkstelligen, daher die Krise selten zur Vollendung gedeiht, ja es sich sogar ereignet, daß die Versetzung auf innere und edle Gebilde geschieht, oder wegen Unvollständigkeit des Absatzes, ein immerwährendes Siechthum obwaltet. Bei dieser asthenischen Gichtform da darf kein Tropfen Blut vergossen werden, eben so wenig darf die Diät des Kranken geschmälert werden. Wohl liegt auch hier die Grundursache der Gicht in der Mischung des Blutes, aber einzig in der Qualität desselben und die Heilanzeige geht dahin, durch erregende, reizende, und selbst erhitzend schweißtreibende Mittel (z. B. Camphor, flüchtige Quajaktinctur, gewürzhafte Kräuteraufgüsse, rothe und starke Weine u. s. w.) der Natur unter die Arme zu greifen und die Ausscheidung aus dem Blute zu fördern. Hier wird durch belebende und stärkende Mittel derselbe Zweck, nemlich die kritische Ausscheidung, und durch selbige die Reinigung des Blutes von den erdigen Stoffen, erlangt. Meine geehrten Leser ersehen demnach, daß die Kunst bald durch Schwächung und Herabstimmung des Organismus, bald durch Stärkung und Aufregung desselben, ein und dasselbe zu erreichen fähig ist.

In der Zwischenzeit, wo jedoch kein Gichtfall zu befürchten ist, da thut ein solcher Kranker wohl, auf Verbesserung des Blutes durch Gebrauch der Heilquellen und Bäder hinzuarbeiten, und nach Benutzung der auflösend eröffnenden Brunnen, und der Schwefel- und Sodabäder, die Stahlwässer innerlich und äußerlich zn benutzen. — Auch nützt bei dieser vegetativen oder auf Schwäche beruhenden Gicht die Fleischnahrung und ein Glas edler und alter Wein.

Gicht und Podagra sind demnach Krankheiten, die ursprünglich im Blute und nahmentlich im Venenblute wurzeln, sie sind Naturkrisen oder Ausscheidungen, welche die Heilkraft zur Sicherstellung des Gesammtorganismus befördert. Wer die Gicht gründlich heilen will (welches Unternehmen nur bei jüngern und kräftigen Personen und einzig nach dem ersten Anfall gelingt!) der muß dafür sorgen, daß die Ernährungsweise einfach und mäßig sey, daß das Individuum ein reges und thätiges Leben führe, und die Pflege der Haut wohl beachte; denn soll das Blut sich reinigen und alles Heterogene ausstoßen, so müssen die Poren unserer Haut offen seyn, denn durch sie entweicht die Thierschlacke. Allein dieselbe Haut führt auch unsrem Blute reine Lebensluft zu, und verdient um so mehr unsere ganze Aufmerksamkeit.

Was wir demnach unter Gichtmaterie, Gichtstoff u. s. w. verstehen, was die Aerzte Gicht-Dyskrasie nennen, sie ist Produkt einer kranken Assimilation und der Heerd derselben ist im Blute und zwar im venösen Blute zu suchen. Sobald es jedoch bei dieser Krankheit zur Ausstoßung des Kalkphosphates gekommen ist, so sind auch die festen Theile ergriffen und in Mitleidenheit gezogen. Deshalb ist auch die Gicht, obgleich primär im Blute begründet, bald Krankheit der festen, wie der flüßigen Theile; allein um sie im Keime zu ersticken, um sie zeitig zu erkennen und noch vor Eintritt der Vorboten zu beseitigen ist es von hoher Bedeutung zu wissen, daß sie aus dem Blute entspringt.

Eine andere Krankheitsform, die der Gicht hinsichtlich des Ursprunges, als auch der Tendenz nach nahe verwandt ist, ist die goldne Ader, oder die Hämorrhoidalkrankheit. Auch sie ist Folge der Unterleibs-Vollblütigkeit und wurzelt im venösen System. Ueberladung der wichtigsten Unterleibsgebilde, besonders der Leber und Milz, mit Blute, erschwert nicht nur den Rückfluß desselben zum Herzen, sondern giebt auch Veranlassung zu Stockungen und zu Blutinfarkten aller Art, besonders im Pfortadersystem der Leber. Das mittlere Alter, wo das Blut vorzugsweis seine Richtung nach dem Unterleibe nimmt, macht zur goldnen Ader geneigt; und zu nahrhafte Speisen und Getränke, besonders starke und sogenannte Doppelbiere, hitzige, schwere, besonders rothe Weine Rum, Arrak, Branntewein und die aus selbigen zusammengesetzten Lieblingsgetränke der Schwelger, nicht minder der Caffe und eine sitzende und träge Lebensweise, wie auch zu vieler Schlaf sind die Beförderungsmittel dieser Krankheit.

Zwar gilt von den Hämorrhoiden dasselbe, was wir von der Gicht sagten, und noch mit größerem Rechte, daß sie ebenfalls eine Naturkrise und Ausgleichungskrankheit, oder ein Heilbestreben sind, vermöge welchem der Organismus sich durch Ausstoßung des Blutes und Schleimes Hülfe verschaffen, und seine Integrität sichern will; dennoch sind sie eine Krankheit und zwar eine der Natur abgetrotzte Krankheit, die wir meist durch fehlerhafte Diät und ungeregeltes Verhalten verschuldet haben, denn es ist schlimm genug, daß wir es so weit kommen ließen, daß der Organismus nothgedrungen zu diesem Auskunftsmittel greifen mußte. Unsere lieben Voreltern heegten eine wahre Affenliebe für diese Naturerscheinung, deshalb sie ihr den Namen der goldnen Ader ertheilten. Ja, von Alters her schreibt sich das Vorurtheil, daß ein mit den fließenden Hämorrhoiden begabtes Individuum, vor andern glücklich zu preißen und durch diesen periodisch wiederkehrenden Abfluß vor dem Verfallen in wichtige Krankheiten gesichert sey. Wohl enthält dieser Ausspruch etwas Wahres, indem durch diese Ausscheidung der Blutüberfüllung in der Leber vorgebeugt und größeres Uebel verhütet wird, allein dazu verleiden darf er den Hämorrhoidarius nicht, daß er sich nun zu gesichert halte, oder (wie es leider häufig geschieht!) wohl gar glaube berufen zu seyn ganz nach Willkühr zu leben, Debauchen aller Art im Essen und Trinken zu begehen und ein üppiges, träges und schwelgerisches Leben zu führen. Denn wehe ihm, wann er diesen irrigen Gedanken heegt, er stürmt in die Natur und diese ist meist außer Stand neue Anstrengungen zur Rettung der Maschiene zu bewirken.

Nein, der mit der goldnen Ader Behaftete vergesse nie, daß er sein Besserbefinden einer gewaltigen Naturanstrengung zu verdanken hat, und vernehme: daß es vernünftiger gehandelt ist, durch eine mäßige, einfache und magere Kost und das Vermeiden der geistigen und erhitzenden Getränke, gleich wie durch ein reges und thätiges Leben, jene den Kreislauf des Blutes behindernde und die Hämorrhoiden verursachende Stockungen gründlich zu heben, als fernerweit auf die Naturhülfe zu sündigen. Zwar reicht Diät und Regimen hierzu nicht immer aus, allein sie vermögen schon sehr viel und bahnen den zu gebrauchenden Auflösungsmitteln den Weg. Und in der That gebricht es uns nicht an erprobten Mitteln gegen diese den Hämorrhoiden zum Grunde liegende krankhaft erhöhte Venosität, welcher Ausdruck so viel als ein mit plastischen Stoffen überladenes Blut bedeutet, das, da es viel zu langsam zum Herzen zurückkehrt, die Gefäße erweitert und schwächt, besonders in den Verzweigungen des Pfortadersystems Absatz von heterogenen Ingredienzen verursacht (Infarkte und Blutgerinsel bildet!) und viel zu dick und mit Kohlenstoff überladen zum Herzen zurückkehrt.

Diese Folge der Unterleibs-Vollblütigkeit erheischt im Frühjahr den Gebrauch der Molken mit Kräutersäften, im Sommer das Karlsbad oder den Kreuzbrunnen, und während der ungünstigen Jahreszeit die sogenannten auflösenden Arzneien, nahmentlich den **Tartarus solubilis** (aus Ammonium mit Weinstein gesättigt), oder den **Tartarus tartarisatus**, die geblätterte Weinsteinerde u. s. w., die Kräuterextracte aus wilder Cichorie, aus Schaafgarbe, Löwenzahn, Schöllkraut, weißem Andorn, Quecken u. s. w.

auch nützt oft ein Zusatz der Rhabarber. Fleißiges Baden Gehen, Reiten und Fahren, Reisen und angenehme, den Geist aufheiternde Belustigungen tragen viel zum Gelingen dieser auf Lösung und Rückbildung abzweckenden Kur bei.

Ist es dem Hämorrhoidarius nun wirklich Ernst, sich von den Stockungen im Pfortadersystem der Leber zu befreien, vermag er nur der Trägheit zu entsagen und den Gaum zu zügeln, so wird es ihm wohl gelingen, die mechanischen Hemmungen zu heben und die Blutmischung dergestalt zu verbessern, daß er von ihr nichts mehr zu fürchten hat. Daher sind wir wohl im Stande durch eine wohlberechnete Lebensweise dem Entstehen der goldnen Ader vorzubeugen, und selbst die, welche in Bezug auf Diät und Lebensart früher gefehlt hatten, werden dann, wann sie die Symptome der Unterleibs-Vollblütigkeit wahrnehmen, selbst jetzt noch im Stande seyn sich zu bewahren, wann sie nach Befinden der Umstände baldigst zum Aderlaß oder zu örtlichen Blutentziehungen greifen und sich auf eine strenge Diät setzen, viel Bewegung machen u. s. w. Denn so wie jeder Krankheit gewiße Vorboten vorhergehen, so auch bei der goldnen Ader, wo Patient längere Zeit an den (früher geschilderten) Symptomen des Andranges des Blutes nach Kopf, Herz, Lungen und besonders nach der Leber gelitten hat, so wird der aufmerksame Kranke nicht nur die Zeichen der Abdominal-Plethora zeitlich gewahr werden, um ihnen entgegen arbeiten zu können; sondern auch, wenn er selbige nicht beachten sollte, durch die Anstrengung die Mutter Natur macht, um die Hämorrhoiden in Gang zu bringen (Kreuzschmerz oder Rückenweh, Brennen, Zerren und drückende Empfindung in den Blutadern des Unterleibes, Ziehen in Lenden und Schenkeln,

Brennen und Grübeln im Mastdarme, Anschwellen der Blutadern in und um den Afterdarm herum, Urinbeschwerden u. s. w.) genöthigt werden auf solche sein Auge zu richten. Und ist er nun jetzt noch durch passende Diät, durch ein reges und thätiges Leben, durch Blutentziehung allgemeiner oder örtlicher Art, (je nachdem die Constitution und Beschaffenheit des Pulses es erheischt!) durch auflösende, kühlend-eröffnende Arzneien bemüht jene Stockungen und venösen Ueberfüllungen, gegen welche die Natur diese Anstrengung macht, zu heben, so wird es ihm wohl gelingen der in der Formirung begriffenen Hämorrhoidalkrankheit vorzubeugen.

So lange der Aberglaube und das Vorurtheil noch Statt finden, daß man demjenigen Glück wünscht, der das Podagra oder die fließenden Hämorrhoiden bekommen hat, statt man ihn beklagen sollte! Und so lange es noch Aerzte giebt, die um die Gunst des Kranken zu erhalten, unter solchen Umständen die Diät nicht beschränken und ihn nicht zu einer laboriösen Lebensweise anhalten, sondern schwere und hitzige Weine und andere das Blut in Wallung versetzende Mittel anrathen, um par forçe die goldne Ader hervorzubringen, so lange ist noch nicht daran zu denken, daß Nichtärzte belehrt und zur Erhaltung der Gesundheit angehalten werden.

Bekanntlich gehören die Hämorrhoiden auch zu den sich forterbenden Krankheiten, mindestens wird leicht die Anlage zu dieser Krankheit von Eltern auf Kinder übertragen. Allein wer solche Kinder von der Geburt an so ernährt und erzieht, wie es die Regeln der Diätetik lehren, sie nicht verweichlicht, nicht zur sitzenden Lebensweise bestimmt, der wird gewiß sie vor dem Verfallen in diese Krankheit sicher stellen. Allein es fehlt nicht an kranken und siechen Personen, die, nachdem sie unbesonnen und leichtsinnig gelebt und Jahre lang Excesse im Genuß von Speise und Trank begangen haben, endlich Gott danken müssen, daß es zu den Hämorrhoiden gekommen ist. Denn sie wurden durch den Eintritt derselben von nahmenlosen und sehr verwickelten Leiden befreit, und, leben sie von nun an vernünftig und vorsichtig, so vermögen sie allerdings sich auch bei diesem von Zeit zu Zeit wiederkehrenden Blutfluß erträglich zu befinden.

Wer es dahin kommen läßt daß der Organismus sich durch das Hinwirken auf die peripherischen Venenenden selbst Hülfe verschaffen muß, der wisse, daß es nicht immer sogleich zu dem Blutabgang aus dem After (dem erwünschtesten von allen), kommt; daß es der Natur oft nur glückt Schleim auszuleeren, Knoten oder Venenanschwellung zu bilden, die nichts entleeren und mehr belästigen als nützen. Er bedenke daß der Blutandrang oft nach den Lungen, nach der Urinblase u. s. w. Statt findet und dessen Ergießungen, die man mit dem Namen die irregulären Hämorrhoiden belegt, mehr Schaden als Nutzen stiften, und daß es demnach ein keckes und gewagtes Unternehmen ist, auf solche, der Natur abgetrotzte Hülfe zu sündigen. Leben wir aber von Jugend auf einfach und mäßig, vermeiden wir die Gerichte, welche die feine Kochkunst liefert, verzichten wir auf alles Fette und Unverdauliche, auf zu viele Fleischnahrung, auf Gewürze, Caffe und spirituöse (Alkohol enthaltende) Getränke; sind wir bei frugaler und magerer Kost beflissen, ein recht thätiges und arbeitsames Leben zu führen, bemüht uns täglich Bewegung im Freien zu machen, hübsch Wasser zu trinken, für reine und gesunde Luft im Zimmer zu sorgen, nicht überflüßig zu schlafen, und fleißig zu waschen und zu baden, so wird unser Blut in Quantität und Qualität so homogen, so mild und normal seyn, daß es nie zu Stockungen und Anpfropfungen im Pfortadersystem der Leber, und folglich auch nicht zu Hämorrhoidalbeschwerden kommen kann.

Eine mit dem Ursächlichen der Hämorrhoiden ziemlich übereinkommende und ebenfalls aus dem Blute entspringende Krankheit ist der sogenannte Skorbut des Zahnfleisches; ich meine der bei uns Bewohnern des Binnen oder Festlandes vorkommende sogenannte Skorbut, der unendlich gelinder ist als jener die Seefahrer betreffende, und der sich zuerst durch ein aufgelockertes und leicht blutendes Zahnfleisch ankündigt, das schmerzhaft ist und den Kranken zum Reiben reizt, worauf Blut von anscheinend venöser und übler Beschaffenheit abgeht. Oft und häufig bleibt diese Krankheit des Blutes auf diesem Punkte stehen, ja bei gesunder Ernährungsweise verliert sie sich wieder von selbst. Wann jedoch die Mischung des Blutes verschlimmert, wann eine krankhaft erhöhte Venosität und krankhafte Zustände im Pfortadersystem hinzutreten, so wird die Neigung des Blutes zur Entmischung oder Zersetzung immer bemerkbarer, es entstehen gern enorme und schwächende Blutflüsse aus Mund und Nase, es erscheinen oft rothe oder bläuliche Blutflecke und Blutstriemen im Gesichte, besonders am Halse, auf der Brust und am übrigen Körper, und das freiwillig abgegangene Blut ist schwärzlich, dünnflüßig und wenig gerinnbar, wobei sich Patient matt und abgespannt fühlt, zuweilen verstopft, mindestens hartleibig ist, und ein bleiches cachektisches Ansehn hat.

Ich fand diese ursprünglich aus dem Blute hervorgehende Krankheit eben so oft bei armen, übel genährten und in ungesunder Wohnung von solchen Arbeiten, die ein stetes Sitzen erfordern, sich nährenden Menschen, als bei Wohlhabenden, die durch Genuß des Geräucherten, Gepöckelten, der sehr salzreichen Speisen, Gewürze u. s. w. ihr Blut verdorben hatten. Allein bei genauerer Untersuchung fehlten nie jene Zeichen, die für Ueberfüllung und Stockung im venösen System des Unterleibes und vorzüglich für Infarkte der Leber oder Milz sprachen. Daher kommt es auch, daß solchen Kranken das Darreichen des Malztrankes, der vegetabilischen und mineralischen Säuren, der China u. s. w. keine gründliche und radikale Hülfe gewährt. Denn die Heilanzeige geht zuvörderst dahin, die Hemmungen in den wichtigen und venösen Gebilden durch sanft auflösende und eröffnende Mittel aufzuheben und dann die Blutmasse zn verbessern. Es ist ein chronisches Leiden, das durch Tamarinden mit Queckenwurzelnextract und Weinsteinrahm, so dargereicht, daß des Tages mehrere dünne Stühle Statt haben, am sichersten behandelt wird. Denn nur dann erst, wann gröbere Versessenheiten aus dem Darmkanal entfernt worden sind, wann durch einen längere Zeit fortgesetzten Gebrauch dieser auflösenden und gelind abführenden Mittel auf die in den zweiten Wegen befindlichen Infarkte gewirkt worden ist, tritt wahrnehmbare Besserung ein. Auch geschieht es wohl daß diese Mittel zuweilen noch zu schwach sind, nicht genug Stuhl erwirken und erst dann den erwünschten Effekt leisten, wann sie verstärkt oder mit etwas Wiener Laxirwasser versetzt werden. Dieser Besserung ohnerachtet wird es nun nöthig zur Entfernung der Blutinfarkte sowohl, als zur Verbesserung der Blutmasse überhaupt, Molken mit Kräutersäften oder die oft erwähnten trefflichen Mineralwässer, (zur Winterszeit die resolvirendrn Salze und Kräuterextrakte) zu gebrauchen.

Zieht man auf herkömmliche Weise, und von der Idee ausgehend, das diese mit Blutungen aus Mund und Nase verbundene Auflockerung des Zahnfleisches eine Abart des wahren Skorbutes sey, nur Säuren und stärkende Mittel im Gebrauch, so leistet man höchstens momentane und palliative Hülfe, allein das venöse Leiden steigert sich, und steigt zu einer leicht gefahrbringenden Höhe. — Daß übrigens der ächte Skorbut ebenfalls eine Krankheit ist, die aus einer Entmischung des Blutes entspringt ist keinen Falles zu bezweifeln, nur scheinen bei selbigem keine venösen Stockungen zu concurriren; sind mindestens nur zufällig, und wo sie schon lange vorher obwalteten, zugegen; daher nützen beim Seeskorbut die Brunnenkresse, das Löffelkraut, der Meerrettig, das frische Fleisch, die Landluft, das Sauerkraut, der Malztrank mit vegetabilischen Säuren u. s. w. sämmtlich Mittel, welche zur Blutverbesserung beitragen.

Die Blutflecken-Krankheit, die auch nach dem Arzte, der sie am besten beschrieben hat, den Namen der Werlhofschen führt, ist ebenfalls in einer Entmischung des Blutes begründet und fieberhafter oder gelind hitziger Art; indem die festen Theile noch Kraft besitzen der chemisch zerstörenden Natur zu widerstehen. Allein die Reaction ist oft so unbedeutend, daß die gelinde Fieberbewegung kaum wahrgenommen wird; und daher rührt es, daß diese Krankheit von vielen Aerzten als fieberlos beschrieben ward.

Große Mattigkeit und Mangel an Eßlust gehen der Krankheit vorher, die in Form von rothen Flohstichen im Gesicht, an dem Halse, der Brust und dem übrigen Körper und sogar an den Händen zum Vorschein kommt und schnell folgt Blutfluß aus mehreren Stellen des Mundes (zuweilen nahe am Gaumen), die eine dunkle Farbe haben und sich dem untersuchenden Auge als zerfressen und und von der Oberhaut entblößt darstellen. Auch sind diese blutenden Stellen oft dunkelroth, oft bläulich oder schwarz, bald groß, bald minder groß und von runder Gestalt. Erscheinen indeß alle diese Zufälle anfangs ohne Fieber, so reagirt die Natur doch späterhin, wie ich stets zu bemerken Gelegenheit fand.

Diese Blutfleckkrankheit unterscheidet sich von dem Skorbut dadurch, daß dieser (ich meine den der Seefahrer, den wir in Deutschland nicht zu beobachten Gelegenheit finden!) größere Flecken erzeugt, viel langsamer sich ausbildet, nicht an Gesicht und Händen sichtbar wird und ganz andere Zufälle erregt.

Von den Petechien ohne Faulfieber distinguirt sich die Werlhofsche Blutfleckenkrankheit dadurch, daß selbige ohne Blutfluß vorkommen und ihren Grund oft in Unreinigkeiten der ersten Wege haben und demnach (gleich der Mundfäule welche bei kleinen Kindern in Folge gastrischer Stoffe in den ersten Wegen oft entsteht), durch Brechmittel bald und gründlich gehoben werden. Zuweilen scheint die Blutfleckenkrankheit von einer eigenen Luftbeschaffenheit herzurühren, die jedoch nur bei solchen Individuen, die schon an einer fehlerhaften Blutmischung leiden, die Ergießung in die Hautgefäße zu bewirken fähig ist. Denn eine Atonie des Hautorgans ist Einwirkung der Atmosphäre, die Entmischung des Blutes geht lange vorher.

Erscheint die Werlhofsche Krankheit (wie es Anfangs der Fall ist) ohne Fieber, so ist sie minder gefährlich, als wann das Fieber gleich zugegen ist. Auch plötzliche und heftige Erkältung, erschöpfende Muskelanstrengung und erschütternde Gemüthsbewegungen bringen diese Krankheit bei Personen von kachektischen Ansehn hervor.

Was das Heilverfahren betrifft, so dienen solche Arzneien, welche einmal die irritable Thätigkeit in der Sphäre der Ernährung steigern und mit dem Nahmen der stärkenden belegt werden, andermals, und zwar der Gefahr halber die durch den Blutfluß entsteht, zunächst solche, welche die Cohäsion der organischen Bestandtheile des Blutes verdichten und zugleich die gesteigerte Arteriellität (wie das der Fall ist, wo Fieberbewegung Statt hat), herabstimmen. In ersterer Beziehung nützt ein concentrirtes Chinadecoct, in letzterer die Mineralsäuren z. B. das Hallersche Sauer mit Himbeersaft vermischt unter Wasser, als durstlöschendes Getränke. Gegen den Blutfluß aus Mund und Rachen dient das fleißige Ausspülen mit einer Abkochung von Eichenrinde und Alaun.

Dabei muß man jedoch das Augenmerk hübsch auf den Unterleib richten, um dann, wann Hartleibigkeit, Verstopfung oder Unreinigkeiten obwalten, selbige durch einen Zusatz von Tamarinden, Glaubersalz u. s. w. zu entfernen.

Wohl gelingt es auf solche Weise diese Krankheit baldigst zu heben, allein man würde sich täuschen, wenn man glaubte hiermit schon alles gethan zu haben, vielmehr wird es erforderlich genau zu prüfen, was in Hinsicht der Diät und des Verhaltens zur Entmischung des Blutes Veranlassung gegeben hat, um solche Fehler künftig zu vermeiden. Uebrigens erfordert die Nachkur Mittel in Gebrauch zu ziehen, welche dem Blute besonders zusagen, ihm Ton und Cohärenz verschaffen. In solcher Beziehung nützen anfangs Alaunmolken, dann Molken mit dem Safte der Brunnenkresse und des Löffelkrautes, oder Senfmolken, später der Egerbrunnen und allmählig die stärkern Stahlwässer. Nur muß hiermit der Aufenthalt auf dem Lande, viel Bewegung, Aufheiterung und der Gebrauch stärkender Bäder verbunden werden.

Noch giebt es ein wahrhaft:

Venöses Fieber, das seinen Ursprung im Blute und zwar im venösen Blute hat. Es ist eine Art gastrisches Fieber, ein Fieber, das in Folge eines mit plastischen Stoffen und mit Schleim überladenen Blutes entsteht, das schon Ballonius richtig zeichnete, das noch jetzt seinen Namen führt, das von Andern als splanchnisches Fieber, als venös-lymphatisches Fieber beschrieben ward, jedoch ein aus dem Blute entsprungenes Schleimfieber ist. Mag bei diesem Fieber auch eine krankhafte Lymphe concurriren, immer ging eine abnorm erhöhte Venosität voraus, und das Blut war früher erkrankt, als das Lymph- und Drüsensystem.

Dies Fieber hat einen anhaltend nachlassenden Typus; es geht ihm Mattigkeit und Abspannung vorher, die Eßlust fehlt, der Kranke ist kleinmüthig und gleichgültig, sehr nachdenkend über seinen Zustand, der Blick ist matt, von erdfahler Farbe die Haut, die Miene traurig, die Zunge weiß belegt, der Geschmack fade und ekelhaft, es findet Uebelkeit Statt, ohne daß es zum Erbrechen kommt, auch steigt ein bitterer oder saurer Geschmack aus dem Magen auf, obschon es dem Kranken oft aufstößt, sein Durst ist mäßig, der Unterleib ist aufgetrieben, besonders die Oberbauchgegend, angeschoppt und teigig anzufühlen. Die rechte und linke Unterrippengegend (wo die Leber und Milz befindlich sind,) ist beim Betasten empfindlich, wenn gleich nicht schmerzhaft. Dabei ist der Stuhlgang träge, die Excremente sind weich, aber lehmigt, der Urin dunkelroth und roh. Die Haut des Kranken ist mißfarben, mäßig heiß und gelind duftend. Der Puls ist anfangs mehr unterdrückt, nicht besonders beschleunigt und härtlich, später wieder freier und weicher. Obgleich die Respiration frei und ungehindert von Statten geht und kein Zeichen eines Brustleidens obwaltet, auch keine örtliche Entzündung weder in der Lunge noch in der Leber wahrgenommen wird und Patient auf beiden Seiten gleich gut liegen kann, so fügt es sich doch meistens, daß er bei sehr mäßigem Husten, dunkelrothe Blutstriemchen unter dem Auswurf entdeckt, welche beweisen, daß es venöses Blut ist.

Immer sind die an einem venösen Fieber Leidenden solche Subjekte, die lange vorher an Abdominal-Vollblütigkeit oder an Stockungen im Pfortadersystem der Leber gelitten haben; die sich diese örtliche Blutanhäufung durch Excesse im Essen und Trinken, durch unthätige Lebensweise zugezogen haben. Die, so cholerischen Temperamentes sind, und, in der Kraft der Jahre stehend, durch Nichtbeachtung der Vollblütigkeit in dieses Fieber verfallen, fiebern oft weit heftiger, da sich ein entzündlicher Charakter hinzugesellt.

Dahingegen Phlegmatiker und die, welche von Jugend auf eine sogenannte lymphatische Constitution haben, d. h. mehr weiße als rothe Säfte besitzen und zu abnormer Absonderung von Rotz und Schleim inkliniren, und mehr durch schlecht gewählte Nahrung und niederbeugende Leidenschaften in das venöse Fieber verfallen sind, ganz den früher geschilderten langsamen nud schleppenden Verlauf des Fiebers zeigen.

Wenn sich demnach bei Erstern das ächt venöse Fieber, bei gehöriger Behandlung oft schon am siebzehnten oder neunzehnten Tage kritisch beendigt, so dauert es bei Letzteren bis zum acht und zwanzigsten Tag fort.

Unter den sogenannten Schleimfiebern ist dieses Fieber das bei weitem wichtigere, das sich durch die trübe Stimmung des Geistes, durch die Mattigkeit und Abspannung, durch die lang andauernde Roheit des Urins, durch die erdfahle Farbe und durch den aufgetriebenen und teigigen Unterleib genügend charakterisirt; dahingegen Schleimfieber, die aus Unreinigkeiten in dem Magen und Darmkanal entstehen, sich durch enormen Andrang der verdorbenen Stoffe nach oben und unten genügend zu erkennen geben. Wenn demnach Letztere gar bald durch Brech- und Laxirmittel zu heben sind, so findet bei Behandlung des venösen Fiebers ein auffallender Unterschied Statt, indem die schädlichen Stoffe, die den Zunder des Fiebers abgeben in den zweiten Wegen, und nahmentlich im venösen System des Unterleibes und dessen Centralorganen festsitzen, und hier erst aufgelöst und auf die ersten Wege übergesetzt seyn wollen, bevor wir sie aus den Körper zu bringen vermögen.

Subjekte, die zu diesem Fieber, vermöge der Qualität ihres Blutes, disponirt sind, werden eben so leicht durch Erkältung, zuweilen durch eine eigenthümliche Constitution der Luft, durch Debauchen, durch erschütternde Affekte in den Ausbruch der Krankheit verfallen. Aus der Untersuchung des Patienten ergiebt es sich jedoch sogleich, daß es ein venöses Fieber ist, das sich deutlich von einem Saburralfieber, von einem Gallenfieber und gewöhnlichen Schleimfieber (dessen Sitz die Schleimhaut des Darmkanals ist!) unterscheidet.

Wird ein solches Fieber verkannt, vernachlässigt oder irrig behandelt, so geschieht es leicht, daß es ein schleichendes oder abzehrendes Fieber, oder in Verhärtung der wichtigen Unterleibsgebilde; in Wassersucht u. s. w. überführt.

Was die Heilart dieses Fiebers betrifft, so ist es einleuchtend, daß da, wo der Krankheitsheerd in den zweiten Wegen befindlich ist, die Heilprozedur nur umsichtig und langsam erfolgen kann. Denn wie man bei dem Saburralfieber und dem gewöhnlichen Schleimfieber auf die zu entfernenden Stoffe gerade zu wirken kann, muß man hier unter Berücksichtigung des Grundcharakters des Fiebers (ob es nemlich mehr entzündlicher Natur ist? !) und unter Entfernung der etwa noch fortwirkenden Schädlichkeiten, ganz den Weg einschlagen, den die innere Heilkraft durch die Reaktion (durch das Fieber,) selbst erzielen will, nemlich sanft auflösen und die venösen Infarkte (Blut- und Schleimgerinnsel) auf die ersten Wege übertragen, um sie dann für immer zu entfernen. Alles übrige wird die Natur durch die späterhin erfolgenden Krisen (Schweiß und Urin) zu bezwecken fähig seyn.

Nur wo ein starkes Fieber zugegen, der Puls unterdrückt und mehr oder weniger hart ist, da muß ein der Constitution und dem Pulse entsprechender Aderlaß voraus geschickt werden, um die zu stürmische Naturthätigkeit zu mildern. Wo das Fieber jedoch nicht den inflammatorischen Charakter besitzt, da bedarf es auch nicht der Blutentziehung, sondern einzig der auflösenden Arzneien, die jedoch stets in Verbindung sanft eröffnender gereicht werden müssen. Und in solcher Beziehung giebt man mit ausgezeichnetem Nutzen den Salmiak mit dem Extrakt der Quecken, des Löwenzahns, des Schöllkrautes und setzt dieser Mischung noch Wiener-Laxirwasser hinzu. Sind die Infarkte in den venösen Gebilden hartnäckiger Art, ist der Zustand etwas entzündlich, oder ist das Subjekt skrophulöser Disposition, finden Abnormitäten in den Drüsen- oder lymphatischen Gefäßen zugleich Statt, so thut man wohl, des Tags noch ein paar kleine Doses Calomel nehmen zu lassen. Gleich wie in jenen Fällen, wo die Leber oder andere venöse Organe entzündlich affizirt sind, das Ansetzen von Blutigeln ein oder mehrere Male nöthig wird.

Ist dies Fieber durch kritische Entscheidung gänzlich gehoben, so muß ein solcher Rekonvaleszent durch Benutzung des Karlsbades oder des Kreuzbrunnens, der Bäder, der Visceralklystire u. s. w. sich von den Rückbleibseln der venösen Stockungen zu befreien und hierdurch das Blut zu reinigen und die Assimilationsgebilde zu stärken trachten. Auch schützt ihn einzig nur eine magere frugale Kost und dergleichen Getränke, so wie ein recht reges und thätiges Leben vor Rückfällen.

Endlich giebt es noch eine Krankheitsform die aus dem Blute entspringt: die Bleichsucht, die gerechten Anspruch auf unsere Aufmerksamkeit macht. Sie ist so zu sagen im Blutkuchen begründet, denn das Blut der Bleichsüchtigen ist reich an Blutwasser (Serum,) und arm an Faserstoff und Eisen, (die plastischen Bestandtheile des Blutes oder der Blutkuchen Cruor). Der Nahme Bleichsucht giebt schon zu erkennen, daß bei dieser Krankheit die Farbe des Gesichtes und der Haut überhaupt blaß und bleich ist, ja man findet selbst die Zunge' solcher Kranken bleichroth. Sie befällt vorzugsweis das weibliche Geschlecht und zwar am öftersten zur Zeit der Geschlechtsreife, wann die Regeln entweder gar nicht zum Vorschein kommen, oder wann sie sehr geringfügig sind, oder wieder ausbleiben. Doch befällt sie auch zuweilen junge Wittwen, wo man diese krankhafte Blutmischung einzig dem Kummer, der Sehnsucht und Entbehrung der natürlichen Befriedigung zuschreiben kann. Außerordentliche Muskelschwäche, Mattigkeit und Unlust zu allen Bewegungen, Herzklopfen, Kurzathmigkeit, Aufgedunsenheit der Haut (die aber nicht mit Hautwassersucht verwechselt werden darf und auch nicht zu Erguß von Feuchtigkeiten hinneigt!) auffallende Verdauungsschwäche mit sonderbarem Appetit auf nicht eßbare und sogar ekelerregende Dinge, sind gewöhnliche Begleiter dieser Blutkrankheit.

Es scheint, daß es dem Blute auch an den sublimern, dasselbe belebenden Bestandtheilen, den sogenannten Imponderabilien gebricht, daher die erschöpfte Lebenskraft. Eine überschnelle Entwickelung des Organismus scheint diese Krankheit oft herbeizuführen. Auch tragen schlechte und zu spärlich nährende Kost und vorzüglich niederbeugende Gemüthsaffekte viel zur Entstehung dieser krankhaften Blutmischung bei.

Da sich diese Krankheit stets auf Schwäche gründet, so vermag schon eine veränderte und auf die Blutverbesserung berechnete Lebensweise sehr viel. Daher vor allem der Aufenthalt auf dem Lande und zwar in gesunden und trocknen Gegenden erforderlich wird; ferner solche Nahrungsmittel, die leicht verdaulich und leicht assimilirbar sind: kräftige Fleischbrühe mit Eigelb, Fleischgallerte, leicht gebratenes Fleisch, gewürzreiche Saucen, Wein, Bier, eine Tasse Caffe u. s. w. Dabei muß sich die Kranke Bewegung nach Kräften machen, und es muß gar sehr für Aufheiterung ihres Geistes und für Ergötzlichkeit ihres Gemüths gesorgt werden, da hiervon unendlich viel abhängt.

Gewöhnlich finden wir jedoch, daß bei solchen Kranken die Verdauungsorgane dergestalt geschwächt sind, daß sie weder solide Nahrungsmittel, noch weniger jene stärkenden Arzneien, die hier recht eigentlich angezeigt sind und unter welchen das Eisen und dessen Präparate oben an stehen, vertragen, vielmehr der schwache und zu Krämpfen geneigte Magen sie wieder von sich giebt. In solchem Falle reicht man erst gelind bittere Arzneien mit sanft erregenden in Verbindung, z. B. einen schwachen Aufguß von Quassienholz und Baldrianwurzel mit Pommeranzensyrup und ein wenig Aether versetzt; und geht dann, wann der Magendienst brauchbar worden ist, zu der vorgeschriebnen Diät und zu sehr feinen Eisenmitteln über, die man in Verbindung mit bittern Extrakten oder mit China und flüchtigen Reizmitteln verordnet. Erlaubt es dann die Jahreszeit und der Kräftezustand, so verdienen vorzugsweis die eisenhaltigen Mineralwässer, (wo man den Uebergang von den leichtern zu den stärkern macht,) und gewürzhafte Kräuterbäder mit Eisenvitriol versetzt, in Gebrauch gezogen zu werden, welche zugleich mit der nährenden Diät die Radikalkur gründlich befördern.

Suchen aber, (wie es leider oft geschieht!) bleichsüchtige Damen erst dann den Beistand des Arztes, wann der Magen schon sehr erkrankt ist und sie an hoher Empfindlichkeit desselben und an heftigem Magenkrampf leiden, oder ist gar schon ein wassersüchtiger Zustand vorhanden, der sich durch Geschwulst der Füsse und durch wässerige Anschoppung des Zellgewebes zu erkennen giebt, dann vermag die Herstellung nur langsam von Statten zu gehen.

Da wo krankhaft erhöhte Sensibilität der Magennerven obwaltet, und durch Erregung des Magenkrampfes die Anwendung der diätetischen und arzneilichen Mittel hindert, da wird es erst erforderlich die abnorme Thätigkeit der Nerven im System der Ernährung durch umstimmende Mittel zu mindern. Und in solcher Beziehung haben sich von jeher kleine Dosen des Wismuthoxyds mit Opium versetzt (z. B. 1 bis 2 Gran Wismuthkalk und $\frac{1}{8}$ Gran Opium mit Chamillenzucker pro dosi!) ausgezeichnet und sind von allen Aerzten für wirksam befunden worden.

Wo hingegen wassersüchtige Zufälle zugegen sind und beweisen, daß selbst das Blutwasser und die Lymphe krankhaft ergriffen sind, da nützen anfangs solche Arzneien, welche urintreibend und lymphverbessernd wirken. Doch müssen sie der großen Schwäche halber mit erregenden und stärkenden Mitteln versetzt werden. Z. B. die Senegawurzel und die Hauhechelwurzel als Aufguß und in Verbindung mit versüßtem Salzgeist und Pommeranzensyrup.

Sobald jedoch diese dem gewöhnlichen Heilplan entgegen stehenden Zufälle gewichen sind, beeilt man sich das Alles in Anwendung zu bringen, was ich früher in diätetischer und arzneilicher Hinsicht empfohlen habe.

Nachdem ich nun die aus dem Blute nachweisbar entstehenden Krankheiten treu und wahr geschildert habe, so würde ich, schrieb ich für Aerzte hiermit dieses Buch, schließen können. Ueberzeugt jedoch daß der Laie und selbst der gebildete Nichtarzt gerade in dieser über das Blut und dessen Krankheit handelnden Schrift auch Belehrung über Blutflüsse gewöhnlicher und ungewöhnlicher Art suchen wird; so fühle ich mich bewogen zum Wohl der Wißbegierigen und derjenigen, welche von reeller ärztlicher Hilfe entfernt leben und sich bei minder Unterrichteten Rath erholen müssen, jene Krankheiten, die von regelwidriger Verrichtung der Blutgefäße abhängen, in den Augen der Laien jedoch für Blutkrankheiten gelten, hinzuzufügen. Um jedoch genügend verstanden zu werden, sey es mir verstattet das Erforderliche in physiologischer Beziehung voraus zusenden.

Von den naturgemäßen Blutflüssen im Allgemeinen

Nur beim weiblichen Geschlechte beobachten wir einen vom Eintritt der Geschlechtsreife bis zum Beginn des Matronenalters periodisch alle Monate wiederkehrenden Blutabgang aus der Mutterscheide, der naturgemäß und in der Organisation ihres Körpers begründet ist. Bei dem Weibchen aller Säugthiere vermissen wir denselben und nehmen nur wahr, daß sie zur Brunstzeit einen blutigen Abgang aus den Genitalien haben. Beim männlichen Geschlechte giebt es im gesunden Zustande keinen Blutabgang, der als normal zu betrachten wäre, denn daß die Hämorrhoiden eine Krankheit sind, habe ich schon früher ausführlich dargethan. — Demnach giebt es naturgemäß nur beim weiblichen Geschlechte einen regelmässigen Blutabgang bei vollem Wohlseyn, den wir mit dem Nahmen der Monatsreinigung belegen. Da im Weibe die Venosität vorherrscht, da das Reproduktive das Ueberwiegende ist, demnach die bildende Kraft prädominirt und auf Schlaffheit basirt, so läßt sich die von Zeit zu Zeit hervortretende Vollblütigkeit erklären und der nach Ablauf von vier Wochen wiederkehrende Blutabgang als Ausgleichung annehmen. Man behauptet demnach mit Recht, daß beim Weibe alle vier Wochen ein Grad von allgemeiner und örtlicher Vollblütigkeit merkbar wird, wogegen die Natur den periodischen Blutabgang feststellte. Auch ist gewiß anzunehmen, daß der Monatsabfluß eine wahre Blutreinigung für das Individuum ist, daß durch selbige das Gleichgewicht zwischen den Nerven und dem Blute und zwischen der Arteriellität und Venosität erhalten wird. Der Einfluß des Mondes ist auf diese Blutabsonderung nicht zu verkennen, daher Frauenzimmer meist gegen das

Neulicht (Neumond,) ihre Regeln bekommen; auch fehlt es nicht an trifftigen Beweisen, daß das abgehende venöse Blut scharf und unrein ist. Auch kann man keck behaupten, daß gänzliche Abwesenheit der Menstruation ein bestimmtes Zeichen der Unfruchtbarkeit des Weibes ist. In Norddeutschland findet bei Mädchen der Eintritt der Menses und mit selbigem die Mannbarkeit meist im vierzehnten und funfzehnten Jahre Statt, dauert einen, zwei, drei vier und mehrere Tage an, und es werden im Ganzen sechs, acht bis zwölf Loth Blut entleert. Doch fehlt es nicht an Beispielen, daß in unserm Clima die Regeln schon im dreizehnten Jahre zum Vorschein kommen, weit öfterer jedoch geschieht es daß sie erst im siebzehnten, neunzehnten selbst im zwanzigsten Jahre hervortreten. — Ihre Anwesenheit beweist die Zeugungsfähigkeit des Individuums, welche sofort erlischt, wann die Regeln naturgemäß ausbleiben; welches Ereigniß in unserm Himmelsstriche gegen Mitte oder Ausgang der Vierziger Jahre (je nachdem das Weib ihre Monatsreinigung zeitig oder spät bekam!) wahrgenommen wird.

Wenn diese Darstellung physiologisch wahr ist, so muß doch erinnert werden, daß außer dem Clima auch die Ernährung und Lebensweise großen Einfluß auf den Eintritt, auf die regelmäßige Wiederkehr und auf die Quantität der Monatsreinigung hat. Zwar ist es nicht abzuleugnen, daß der erste Eintritt der weiblichen Periode mit gelindern oder heftigern Krankheitserscheinungen verbunden zu seyn pflegt, wie dies in jeder Entwickelungszeit zu geschehen pflegt; doch ist auch dies vorübergehende Kränkeln mehr auf Rechnung der Verweichlichung und Entartung des menschlichen Geschlechtes zu bringen, denn bei rohen noch im Naturstande beharrenden Mädchen nomadischer

Völkerstämme erscheint der Monatsfluß ohne wahrnehmbare Störung des Totalbefindens.

Soll demnach die Geschlechtsreife bei Mädchen kultivirter Nationen eben so leicht und sanft, soll sie übereinstimmend mit dem Clima, nicht zu früh und nicht zu spät eintreten; so werden wir bei Erziehung derselben gar sehr darauf sehen müssen, daß sie von der Geburt an mäßig und frugal genährt und zu vieler Bewegung und einem thätigen Leben angehalten werden. Denn nichts schadet mehr und wirkt theils zu beschleunigend, theils behindernd auf diesen Akt der Entwickelung, als zu nahrhafte Kost, besonders zu viel Fleischspeisen, der Caffe, Gewürze, Wein und starke Biere und zu vieles Sitzen, wie selbiges leider und dem Schlendrian gemäß in Schulen und Erziehungsanstalten noch häufig Statt findet. Auch mag es wohl geschehen daß bei denen, die in tiefer Armuth schmachten, eine zu wenig nährende Kost den Eintritt der Regel aus leicht begreiflichen Gründen erschwert. Demnach erhellet zur Genüge, was wir zu thun haben um den Eintritt der Pubertät möglichst zu erleichtern und der monatlichen Reinigung späterhin kein Hinderniß in den Weg zu legen.

Die Ernährungsweise muß dem Alter und Bedarf entsprechend, aber durchaus nicht üppig und schwelgerisch seyn, und alles was erhitzend und übernährend auf das Blut wirkt, muß sorgfältig vermieden werden. Zu vieler Schlaf und ein sitzendes unthätiges Leben sind ebenfalls zu meiden und im Gegentheil recht viel Leibesbewegung im Freien und der öftere Genuß eines Glases reinen Brunnenwassers anzuempfehlen.

Wo nun der Eintritt der Regeln auch wirklich leicht und glücklich erfolgt ist, da wird es immer erforderlich auch dafür Sorge zu tragen daß sie regelmässig wiederkehren, und auch hierzu dient Mässigkeit, Frugalität und ein reges thätiges Leben. Besondere Aufmerksamkeit ist jedoch während der Reinigung selbst von Seiten des Individuums zu beobachten, auf daß der Blutgang weder unterdrückt, noch über die Gebühr gesteigert werde. Deshalb muß sich eine solche Person vor Erhitzung ebenso wie vor Erkältung hüten, die Füße wärmer als gewöhnlich halten, sich demnach vor Nässe und Zugluft hüten, sich auf keinen kalten Stein setzen. Gleicher Gestalt muß sie vor Gemüthserschütterung und niederbeugenden Affekten bewahrt werden, auch darf eine solche Person sehr erhitzende und das Blut in Wallung setzende Speisen und Getränke, Gewürze u. s. w. nicht genießen, wie sie sich vor dem Genuß warmen Brodes und warmen Kuchens sehr in Acht zu nehmen hat.

Es ist nur zu bekannt daß Tausende von Mädchen und Frauen dadurch in schwere Krankheit verfallen, daß sie sich während der Menstruation durch Gemüthsbewegung, durch Erhitzung, Erkältung oder Diätfehler, Debauchen in der Liebe u. s. w. großen Schaden zufügen, daher Verhaltungsregeln, als die hier ertheilten nicht oft genug zur Kenntniß des Publikums gebracht werden können. Auch sollten Herrschaften so viel Religion und Menschenliebe besitzen und ihre weiblichen Dienstleute während der Monatsreinigung in jeder Beziehung schonen und leutselig behandeln.

Die sitzende Lebensweise so vieler ihren Unterhalt mit der Nadel verdienender Frauenzimmer und die Vorliebe für häufigen Genuß des Caffes, das zu wenige Wassertrinken, sind Hauptsachen der gestörten weiblichen Periode. Benutzten sie jede freie Viertelstunde um sich Bewegung in freier Luft zu machen, genössen sie statt des so schädlichen Caffes eine Suppe oder eine Tasse Cacao, eine Tasse Königskerzenthee u. s. w. zwängen sie sich (selbst ohne Durst zu empfinden,) des Tags mehrmals ein Glas frisches Wasser zu trinken, so würden alle Verrichtungen ihres Körpers, und so auch das Attribut der Sexualfunction gehörig von Statten gehen, und sie weder am Blute, noch (wie es gewöhnlich zu geschehen pflegt!) an Leibesverstopfung und deren Folgen leiden.

Es giebt demnach nur beim weiblichen Geschlechte einen naturgemäßen Blutabgang; das männliche Geschlecht kennt keinen, nnd erleidet es einen solchen, so ist er nicht als normal und dem Organismus entsprechend zu betrachten. Wohl braucht ein Abgang von Blut, besonders wenn er mäßig ist, mehr dunkelroth als hellroth ist, und mit Erleichteruug eintritt, wie es beim Nasenbluten junger Personen der Fall ist, noch nicht als Krankheit betrachtet zu werden, denn er ist, wie ich früher bewiesen habe, oft eine Naturhilfe, eine Entleerung durch welche der Körper sich zu erhalten bemüht ist. Wir nehmen dies oft bei Knaben, Jünglingen und jungen Männern wahr, wann sie sich bei heißer Witterung sehr angestrengt haben, oder wann sie sich durch den Genuß hitziger Getränke das Blut in Wallung versetzten. Ist hier der Blutfluß auch eine wahre Krise, stellt er das Gleichgewicht wieder her, und dient er offenbar zur Erhaltung der Gesundheit, so ist er dennoch kein Phänomen das dem gesunden Organismus normalgemäß zukommt, sondern eine Ausgleichung, die wir der Natur abgetrotzt haben. Denn ein Vermeiden übermäßiger Bewegung und Kraftanstrengung, und eine wohl geregelte dem jungendlichen Alter entsprechende Diät würde ausreichen solchem Nasenbluten vorzubeugen. So sehen wir oft, daß junge Leute dann vom Nasenbluten befallen werden, wann sie mehrere Tage an Leibesverstopfung gelitten haben. Einige Aufmerksamkeit auf sich selbst, mehr Bewegung, fleißiges Trinken, der Genuß des rohen und gekochten Obstes würde genügen den Unterleib frei zu machen und den dadurch behinderten Umlauf des Blutes herzustellen.

Es fließt hieraus die wichtige Lehre, daß wir in jeder Lebensperiode durch eine wohlgeordnete und dem Alter, in welchem wir stehen, entsprechende Diät und durch ein reges thätiges Leben, solchen abnormen Blutungen meist vorzubeugen vermögen. Und da wir wissen, daß das jugendliche Alter sowohl, als die Jahre der Kraft und Fülle zur Vollsaftigkeit und selbst zur Vollblütigkeit geneigt machen, so liegt uns die Pflicht auf durch viele aktive Bewegung unsere Kräfte und Säfte zu verarbeiten, gleichwie durch den Genuß der minder nährenden Speisen, besonders des Obstes, der grünen Gemüse u. s. w. und durch das Vermeiden der geistigen, hitzigen und schweren Getränke der Vollblütigkeit vorzubeugen.

Wo aber Individuen bei wohl geregelter Diät, bei genügender Bewegung und musterhaften Verhalten, unter welchen Verhältnissen an ein Uebermaß von Blut so leicht nicht zu denken ist, dennoch oft von einem Nasenblutfluß befallen werden, da ist Krankheit im Hintergrunde, wie wir dies im nächsten Abschnitte ersehen werden.

Es existirt demnach beim männlichen Geschlechte nie ein Abgang von Blut, der als naturgemäß und mit der Norm übereinstimmend angesehen werden kann; und selbst beim zweiten Geschlechte findet nur die Menstruation als solcher Statt; insofern sie die Zeit richtig hält und nur alle vier Wochen einmal erscheint. Daß jedoch auch diese durch verschiedentliche Abweichung zur Krankheit werden kann, ist zu bekannt, als daß es besonderer Erinnerung bedürfte, und wir werden bald darauf zurückkommen.

In der so weisen und bewunderungswürdigen Organisation unsers Körpers (und des thierischen Körpers überhaupt,) ist die Ursache der nur in Krankheiten und nach äußern und innern Verletzungen vorkommenden Blutflüsse zu suchen. Denn das Blut ist überall in Kanäle oder Behälter eingeschlossen, in denen es sich nach allen Richtungen bewegt und überall hingeleitet wird. Auch hier finden wir dieselbe und unausgesetzte Kreisbewegung, die sich uns im Großen bei den Bahnen, welche die Planeten nach ewigen Gesetzen durchlaufen, dargestellt; welches recht deutlich dafür spricht, daß sich in unserm Innern ein Abglanz des Universums darstellt. Annehmen muß man jedoch, daß die Hauptströmung des Blutes in der Tiefe des Körpers Statt hat, und daß mit wenig Ausnahmen die Pulsadern weit tiefer und vor äußern Verletzungen geschützt liegen, als die Venen.

Darum, weil ein tropfbarer Austritt des Blutes im gesunden Zustande ein sich so selten darbietendes Phänomen ist, rührt unstreitig die große und allen Menschen gleichsam angeborne Blutscheu, und das Entsetzen das sich ihrer bemächtigt, sobald sie Blut aus dieser oder jener Höhle ihres Körpers hervorquellen sehen!

Aeußere Verletzungen abgerechnet, sind wir nun allerdings an jenen Blutflüssen die außer der weiblichen Periode und der Reinigung bei Kindbetterinnen vorkommen, und als abnorm zu betrachten sind selbst schuld; und vermieden wir alles, was zur Vollblütigkeit und zur regelwidrigen Bewegung des Blutes Veranlassung giebt, was die festen Theile überreizt und schwächt, was den Kreislauf des Blutes und besonders jenes, das durch die Venen zum Herzen zurückkehrt, behindert, so würde es nie dazu kommen, daß die Natur zu so gewaltsamen Ausleerungen, die nicht selten (und besonders, wann sie oft wiederkehren) zen Verfall des Körpers nach sich ziehen, greifen müßte.

Darum bleibt es ewig wahr, daß wir an der Mehrdahl der Krankheiten, die uns befallen, einzig und allein Ursache sind. Excesse im Essen und Trinken, ein fehlerhaftes Verhalten in geistiger und physischer Beziehung geben die Hauptveranlassung dazu ab. Und selbst in jenen Fällen, wo wir durch Einfluß der Atmosphäre erkranken, vermögen wir, wollen wir anders Gebrauch von dem uns von Gott verliehenen Verstande machen, gar oft uns zu schützen und zu bewahren. Denn Instinkt und Vernunft wurden uns vom allmächtigen Schöpfer zur Bewahrung der Gesundheit verliehen; hat auch die Kultur des Menschengeschlechts den erstern bedeutend unterdrückt, so ersetzt ihn doch die Vernunft, so lange sie bei uns vorherrscht und Sinne und Begierden zügelt.

So sind wir z. B. in der Physik so weit vorgeschritten, daß wir recht wohl wissen, daß ein verminderter Druck der Luft, wenn selbige z. B. durch Wärme mehr elastisch und ausgedehnt ist und weniger Sauerstoff enthält, die Cohäsion vermindert, den Puls beschleunigt, das Athmen erschwert und Blutflüsse verursacht. Denn nur bei einem gleichmäßigen Drucke der uns umgebenden Atmosphäre wird das Blut in Schranken gehalten, so wie er nachläßt, entsteht Andrang des Blutes und Congestion nach den Lungen, nach dem Hirn und selbst nach der äußern Oberfläche des Körpers.

Gleichermaßen ist es uns wohl bekannt, welchen dynamischen und mechanischen Einfluß die Winde und die Zugluft auf unsern Körper haben, daß sie nicht blos als

Stoff und Wärme entziehend wirken, sondern nach dem Wesen ihrer Beschaffenheit (ihrer Naturpolarität) bald zusammenziehend, bald ausdehnend auf unsern Organismus und vorzugsweis auf das Blut influiren. Denn wir wissen, daß der Nordwind und der Ostwind die Contraktion befördern, entzündliche Zufälle hervorrufen, und das Blut zur Gerinnung geneigt machen. Das umgekehrt der Südwind und theilweis auch der Westwind das Blut ausdehnt und bei längerer Andauer zur Auflösung und Fäulniß hinneigt. Aber wozu fruchtet es dies alles zu wissen, wann wir nicht in Beziehung auf Diät und Regimen ganz so leben, als es der Einfluß der Atmosphäre erheischt?!

Wie es demnach erforderlich ist zu einer Zeit wo eine warme und verdünnte, wenig Sauerstoff enthaltende Luft den nöthigen Druck auf unsern Organismus nicht hervorbringt und das Blut nicht hinlänglich oxydirt, alles zu vermeiden, was das Blut in Bewegung setzt und dessen Verkohlung vermehrt; und umgekehrt ein ruhiges Verhalten in psychischer und physischer Beziehung leicht verdauliche Kost und säuerliche Getränke das beste Gegenmittel abgeben. Wie überhaupt Personen die zu Blutflüssen inkliniren und schwache Lungen haben ihren steten Aufenthalt nicht auf Bergen und hoch über der Meeresfläche gelegenen Orten zu wählen haben. Wie wir bei großer Kälte und Nordostwinden alle erhitzenden Getränke und gewürzreichen Speisen vermeiden müssen, um den von Außen gegebenen Impuls zur Entzündung nicht noch mehr zu steigern, und im Gegentheil bei großer Wärme und Südwinde wohl thun, gelind excitirende und das Blut belebende, stärkende und erfrischende Getränke und Speisen zu genießen und der Zersetzung des Blutes vorzubeugen;

so müssen wir auch, wo es gilt Krankheiten zu vermeiden, stets Gebrauch von der uns ertheilten intellektuellen Kraft machen.

Von Unterdrückung naturgemäßer Blutflüsse und von deren krankhafter Steigerung.

Ersahen wir, daß es beim weiblichen Geschlechte einen periodischen Blutabfluß giebt, der in dessen Organisation begründet ist und die Zeugungsfähigkeit beurkundet, der während der Schwangerschaft (seltene Fälle ausgenommen, wo er bis gegen die Mitte der Tragzeit dauert!) ausbleibt, und endlich, wenn das Individuum sich dem fünften Jahrzehnt nähert, zu erscheinen aufhört, und die Decrepitität des Individuums beweist; erwähnte ich ferner daß bei Kindbetterinnen nach Lösung des Mutterkuchens ein blutiger Abgang eintritt, der anfangs rein blutig und zuletzt schleimiger Art ist, 14 bis 16 Tage andauert und den Nahmen der Lochien oder Wöchnerinnen-Reinigung führt, so kommt es mir zu auch deren Unregelmäßigkeiten, die, theils in Unterdrückung, theils in Steigerung und krankhaften Abänderungen derselben bestehn, eingedenk zu seyn, das Ursächliche anzuführen um Schädlichkeiten der Art vermeiden zu können und das Heilverfahren festzustellen.

Zuvörderst wollen wir von den Anomalien der weiblichen Periode handeln, da Unterbrechung oder krankhafte Vermehrung derselben die Person gar sehr gefährdet und sie nicht selten dem Tode zuführt.

Wohl werden sorgsame und auf ihr körperliches Wohl bedachte Frauenzimmer schon aus den früher ertheilten Verhaltungsregeln ersehen haben, was zu thun und zu unterlassen ist, um im ungestörten Besitz der Regeln zu verbleiben, und Heil ihnen! wann sie ganz so leben als ich es gerathen habe: da mir jedoch bei Abfassung der Volksbelehrungsschrift weit mehr daran liegt, vor das Verfallen in Krankheiten zu warnen, als über deren Heilung Unterricht zu ertheilen! und das Verkennen und Vernachlässigen der Regelwidrigkeiten der weiblichen Periode leicht zu schwer heilbaren und lebensgefährlichen Folgen führen kann und Individuen, die von reeller ärztlicher Hülfe entfernt leben, sich in dieser Schrift Rath erholen werden, so will ich das Wesentliche und dringend Erforderliche des Heilverfahrens angeben.

Fließen die Regeln zu spärlich, oder geht nur etwas Blutwasser oder Schleim ab, so entspricht dies nicht der Quantität welche besonders bei kräftigen und wohlgenährten Damen abgehen soll. Allein es eignet sich ein solcher Zustand auch nicht dazu, sofort zu mediziniren, vielmehr bedarf es genauer Prüfung um zu entdecken, was hieran Schuld ist. Gewöhnlich liegt es am Mangel an Bewegung und reger, thätiger Lebensweise, an Fehlern in der Diät, am zu wenigen Trinken, an dem so schädlichen Schnüren und Behindern des Leibes u. s. w. Sehr bald wird man die Ursache entdecken, und eine veränderte und entsprechende Lebensweise reicht gewiß aus die Regeln zu befördern. Hat ein solcher Uebelstand jedoch schon längere Zeit angedauert, ist eine krankhaft erhöhte Venosität, folglich Ueberfüllung und Infarzirung der vorzüglichsten Eingeweide des Unterleibes zugegen, concurriret Leibesverstopfung oder träger nicht ausreichender Stuhl, so werden außerdem noch auflösende und eröffnende Arzneien (wie sie an andern Orten schon genannt worden sind,) besonders das Karlsbad oder der Kreuzbrunnen, der Gebrauch der

Bäder erforderlich werden, und, in Verbindung der geregelten Diät und vieler Bewegung, sicher die Besserung herbeiführen. Nur wo offenbarer Blutandrang nach Kopf, Lungen oder Herz Statt hat und die Zufälle drängen, wird nach Befund des Pulses und der Constitution des Subjektes eine Blutentziehung allgemeiner oder örtlicher Art vorausgehen müssen. Wo der Aderlaß nicht dringend angezeigt ist, wo ihn der Arzt oder Wundarzt nicht für durchaus erforderlich hält, reichen Blutigel aus, die an der innern Seite beider Oberschenkel, hoch oben zu setzen sind, und nach ärztlichem Gutbefinden von vier Wochen zu vier Wochen wiederholt werden können.

Nur hüte man sich vor den sogenannten bluttreibenden Hausmitteln und Arzneien, die Vollblütigen sowohl als Schwächlichen und Reizbaren oft den größten Nachtheil bringen, und einzig, wo sie in Gebrauch gezogen werden, von einem erfahrnen und gewissenhaften Arzt verordnet seyn müssen; vor Aloe, Safran, Sadebaum, Myrrhe, Glühwein mit Gewürzen und andern sogenannten treibenden Pillen und specifischen Arzneimitteln, wie selbige Nahmen haben mögen.

Wohl paßt bei Schwächlichen und denen die offenbar nicht an Vollblütigkeit, aber an krankhafter Stimmung der Nerven und an Trägheit des Blutumlaufes leiden, zuweilen ein gelind excitirendes Mittel, z. B. ein Glas rother Wein, eine Tasse Thee von Melisse, Gartheil, mit ein wenig Calmuswurzel versetzt, das fleißige Frottiren des Unterleibes u. s. w. doch greife man nie ohne Vorwissen des Arztes zu hitzigen, das Blut in abnorme Bewegung versetzenden Mitteln. Stets aber wird man mit Vortheil Fußbäder benutzen, und solche Arbeiten und Beschäftigungen mit Erfolg verrichten lassen, die mit vieler Bewegung verbunden sind, und in solcher Beziehung nützt auch ein gemässigtes Tanzen.

Schlaffe, gedunsene, bleiche und zur Verschleimung, besonders zum Schnupfen und zu katarrhalischen Beschwerden geneigte Damen, die eine lymphatische Constitution und einen aufgeschwemmten Körper haben; inkliniren weit eher zum weißen Fluß als zum Abgang von Menstrualblut; denn sie bereiten mehr weiße als rothe Säfte und sondern vielen Schleim ab. Ihr träges, phlegmatisches und wahrhaft böotisches Temperament und ihre schwammige Körperbeschaffenheit qualifizirt sie scheinbar dazu, sogenannte treibende Arzneien zu gebrauchen. Allein eine vielfältige Erfahrung hat mich belehrt, daß es weit nützlicher ist (will man ihnen anders bleibend und für immer nützen), daß man auf Verbesserung ihrer Constitution hinarbeite. So langwierig ein solches Unternehmen bei so kalten Naturen in der That ist, so glückt es doch, wann man Ausdauer und Geduld genug besitzt. — Geist und Körper müssen in rege Thätigkeit versetzt werden, d. h. ihre Gehirnthätigkeit muß eben so in Bewegung gesetzt werden, als ihre Muskeln.

Die Schlafzeit muß vermindert und der Körper des Tags mehrmals mit warmen und trocknen wollnen Tüchern, die vorher mit Weihrauch und Mastix durchräuchert sind, gerieben werden, denn Bäder und alle feuchte Mittel vertragen sie nicht. In diätetischer Hinsicht dürfen sie keine Milch- und Mehlspeisen, keine sehr stopfenden und fetten Speisen, nicht viel Gemüse und Obst erhalten, nur etwas gebratenes Fleisch mit eingemachten, zuckerreichen Compots und Weißbrod, dabei ein Glas Wein und Wein unter Wasser, auch nützt selbigen eine Tasse starker und schwarzer Caffe, gewürzreiche Saucen und Senf. Diese trockne gelind reizende Diät ist für diese ödematösen Körper die schicklichste. Uebrigens behauptet in arzneilicher Beziehung (wenn sonst die Lungen gesund sind?!) das Karlsbad den ersten Rang, denn es ist ebenso auflösend, ebenso blut- als lymphverbessernd, und hat es diese Aufgabe gelöst, so nützt der Eger Franzensbrunnen und bildet die schicklichste Nachkur.

Auf solche Art bezweckt man bei derartigen Individuen nicht nur den Monatsfluß, sondern man fördert ihre Gesundheit und ertheilt ihrem Körper Kraft und Blut, denn alles liegt hier an Verbesserung der Assimilation und Sanguification. Beschränkt man sich hingegen darauf, ihnen bloß zum Monatsfluß behülflich zu seyn, so bewirken bei so torpiden Körpern die treibenden und erhitzenden Mittel allerdings momentane, aber nie bleibende Verbesserung des in Rede stehenden Zustandes, welche letztere einzig durch Umänderung der Körperbeschaffenheit zu erzielen bleibt.

Zuweilen treten die Regeln nur langsam und auf eine sehr schmerzhafte und peinigende Weise ein. Heftige Kolik, schmerzhafte Schmerzen im Kreuze, den Lenden und Schenkeln, Uebelkeit, Erbrechen und Krämpfe wechseln ab und quälen das arme Mädchen. Sehr reizbare und sensible Individuen, die schwache und leicht bewegliche Nerven haben und in der Entwickelung nur mühsam vorrückten, sie sind es, die am häufigsten an der Menstrualkolik leiden und um so heftiger von diesem krankhaften Uebel heimgesucht werden, je weniger sie sich in Beziehung auf Diät und Regimen schonen, und wo es dann leicht geschieht, daß sie wo nicht für immer, doch bis zur Verehelichung daran leiden. Ja zeugen solche Damen nicht Kinder, und thun sie nicht bei Zeiten dazu, etwas Gründliches zu unternehmen, so verläßt sie dies häßliche Accident nie ganz.

Vor allem muß auch bei den schmerzhaften Regeln eine genaue Prüfung vorhergehen, und erst wenn Diät, Verhalten und Lebensweise tadellos befunden werden, wann in keiner Hinsicht schädliche Einflüsse (besonders Diätfehler, Stuhlverstopfung, Erkältung, Sünden gegen die Natur, festes Schnüren, Erkälten des Unterleibes und der Füße!) obwalten oder vorhergingen, wenn ein musterhaftes Verhalten, ein reges und thätiges Leben und ein genügendes Anfeuchten des Körpers nicht ausreichen diesen Uebelstand aufzuheben, da ist es an der Zeit zur Heilkunst Zuflucht zu nehmen. Auch in diesem Falle concurriren oft Stockungen und Anpfropfungen im venösen Systeme und nicht minder Abnormitäten im Lymph- und Drüsensystem, die, wann sie Statt finden, der Anwendung der sanft auflösenden Heilmethode und besonders dem Karlsbade oder dem Kreuzbrunnen weichen. — Zeigt sich hingegen der Unterleib frei und weich, sind keine Spuren von Blutüberfüllung in der Leber, und keine Auftreibung der Gekrösdrüsen wahrzunehmen, fehlt es nicht an täglicher und reichlicher Darmausleerung, ist kein congestiver Zustand des Fruchthälters, keine Anschwellung venöser Gefäße in der Scheide zugegen (oder durch Application von Blutegeln beseitigt werden!), läßt sich einzig als Ursächliches der Krankheit, eine krankhafte Stimmung der Unterleibsnerven und deren Verästelung in die innern und edlen Geschlechtsgebilde annehmen, so wird ein lang fortgesetzter Gebrauch der Bäder von gewürzhaften Kräutern bereitet, das Einreiben des Unterleibes mit geistigen und aromatischen Mitteln, und die Anwendung solcher Arzneien nützen, welche die krankhaft erhöhte Sensibilität in den Nerven der Sexualorgane und hiermit das consensuelle Leiden der Nervengeflechte des Unterleibes herabstimmen und aufheben, unter welchen zur Zeit des krampfhaften Anfalles eine Emulsion aus arabischem Gummi, Mandelöl, Baldrianwasser und Diacodiensyrup, die Benutzung milder und schleimigöliger Klystire, das Auflegen dünn gestrichner, warmer Breyumschläge auf den Unterleib, ein The von Feldchamillen zuerst angewandt zu werden verdienen. Wo diese Mitttel nicht ausreichen und der Nervenaufruhr heftig und stürmisch ist, da bewies sich mir der blausaure Zink (2 Gran pro dosi) mit ein wenig Milchzucker und ein paar Gran Magnesia versetzt alle 2 bis 3 Stunden gereicht als das untrüglichste krampf- und schmerzstillende Mittel; selbst ein anhaltendes Krampfbrechen, gegen welches die kräftigsten Arzneien nichts fruchteten, ward durch genannte Pulver schnell gehoben. Doch kann von dieser calmirenden und palliativen Hülfe nur bei der Menstrualkolik selbst die Rede seyn, denn in der freien Zwischenzeit wird der Arzt dahin wirken müssen die vegetative Nervensphäre zu kräftigen und zu stärken, wozu ein langfortgesetzter Gebrauch des Baldrians, der Orangenblätter, vorzüglich des Egerbrunnens oder des Emserkrähnchens, die oben genannten stärkenden Bäder und Einreibungen unter fortdauernder Benutzung einer dieser Kur entsprechenden Diät, steter Aufheiterung und des Aufenthaltes auf dem Lande recht viel nützen wird.

Leider herrscht noch unter höheren und niederen Ständen das Vorurtheil, daß Mädchen, die an schmerzhafter Reinigung und die, welche an Bleichsucht leiden, nur durch Vereheligung zu heilen wären, und daß man nicht schnell genug dazu schreiten kann, sie zu vermählen! Dies ist der gröbste Irrthum, den es geben kann, vielmehr stürzt man sie häufig ins Verderben; denn ehe und bevor dort die krankhafte Empfindlichkeit der Nerven, hier die Blutentmischung nicht gehoben ist, sind sie zur Verheirathung untüchtig! — Ja es geht bei den niedern Volksklassen selbst so weit, daß, wann sich Fieberbewegung zu solchem Leidenszustande gesellt, man dies für Sehnsucht und Liebesfieber erklärt. Daß jedoch beide Krankheitsformen, wann sie verkannt und nicht zeitig gewürdigt werden in jenes krampfhafte Leiden, das wir unter den Namen Hysterie kennen, überführen, ist gewiß.

Von hoher Bedeutung ist die Unterdrückung der Monatsreinigung, besonders wann solche plötzlich und in Folge einer Erkältung, Gemüthserschütterung u. s. w. Statt findet, wann das Subjekt vollblütig ist und früher die Reinigung sehr stark hatte. Heftiger und stürmischer Andrang nach Kopf und Brust, wobei das unertragbarste Kopfweh, erschwerte Respiration, Beklemmung, Herzensangst und Herzwobern empfunden werden und bald Schlagfluß, bald Entzündung der ergriffenen edelsten Organe nach sich ziehen, oder Lungenblutfluß zu Wege bringen, andernmals die heftigsten Blutkrämpfe mit epileptischen Zufällen, tiefen und schweren Ohnmachten verursachen, sind meist Folge der Suppression der Regeln. Nicht minder geschieht es, daß der Fruchthälter sich entzündet, oder andere lebensgefährliche Zufälle hervortreten. Gleichwie in andern Fällen, wo nicht plötzliche Unterdrückung Statt fand, das Individuum minder vollblütig ist und andere Schädlichkeiten influirten, die Folgen sich erst später zeigen und die Gesundheit allmählig untergraben.

Empfahl ich nun alles Ernstes, daß Damen während ihrer Reinigung sich vor jenen psychischen und physischen Schädlichkeiten, welche Unterdrückung des Monats flusses zur Folge haben ängstlich hüten sollen, so will ich doch denen, die mit oder ohne ihre Schuld diesen Unfall erleiden, die Mittel an die Hand geben, mittels welcher sie gefährlichen Folgen vorzubeugen vermögen. Wo plötzliche Suppression Statt fand, wie dies auf Erkältung, Schreck, Zorn u. s. w. sich zuzutragen pflegt, da eile man der Kranken durch warme und reizende Fußbäder ohne Verzug zu Hülfe zu kommen und setze eiligst Blutigel hoch an die innere Seite der Oberschenkel (im Verhältniß zur Constitution der Patientin) 8 bis 12 Stück, und unterhalte das Nachbluten, indem man die Bißstellen mit einem in warmes Wasser getauchten Schwamm bäht. Je schneller dieß einfache und naturgemäße Verfahren in Anwendung gebracht wird, um so hülfreicher ist es; auch ist es nützlich zur Herbeilockung der Regeln warme erweichende Dämpfe an die Genitalien zu leiten, zu welchem Zwecke man eine concentrirte Abkochung von Chamillen und Hollunderblüten in den Nachtstuhl stellt und die Kranke darüber setzt, nur dürfen die Dämpfe nicht heiß seyn. Trifft dieser Unfall jedoch eine sehr robuste und vollblütige Person, ist der Andrang nach Kopf, Lungen und Herz sehr heftig, so daß große Gefahr bevorsteht, die in Abwesenheit eines Arztes, auch der zunächst wohnende Wundarzt aus der Eigenschaft des Pulses zu erkennen fähig seyn wird, so kann nur ein Aderlaß Rettung gewähren, dem sich die Kranke ungesäumt unterwerfen muß, gleichwie der Arzt das zu entziehende Quantum des Blutes gewissenhaft bestimmen wird.

Außerdem nützen milde und ölige Klystiere, zum Getränke eine schwache Limonade, eine Tasse schwacher Lindenblütenthe mit ein wenig Citronensaft, tiefe Stille und

Ruhe der Seele, auch muß Patientin den nun folgenden Schweiß im Bette wohl abwarten.

Eine so umsichtige Behandlung vermag, wird sie angewandt, traurigen Folgen, ja dem Tode selbst vorzubeugen. Und bietet sich die Gelegenheit dar, oder wird es noch erforderlich einen Arzt zu befragen, so wird derselbe die dringensten Heilanzeigen befriedigt finden und auf solchem Grunde leicht fortbauen können.

Hier, wie bei allen stürmisch hervorbrechenden Krankheitszufällen, gilt die Regel: eiligst die Gefahr zu entfernen, das übrige ordnet und fügt sich dann meist von selbst und die Natur wird, sobald sie entfesselt ist, sich oft selbst zu helfen wissen. Versäumen wir jedoch die vom Drange der Noth gleichsam in die Augen springenden Heilanzeigen, so vermag später selbst der erprobteste und willfährigste Arzt die Vernachlässigung nicht gut zu machen.

Leider sieht man oft wie solchen an heftigen Blutcongestionen Leidenden noch erhitzende Arzneien gegen ihren Willen aufgedrungen werden, die offenbar nur heillosen Schaden zu stiften vermögen. Trägt es sich zu, daß die Regeln auf andere Weise und ohne so auffallende Zufälle außenbleiben, wie dies oft genug wahrgenommen wird, so werden sich die Nachwehen früher oder später einfinden, und die Pflicht der Selbsterhaltung erheischt, daß ein solches Individuum sich prüfe, um auszukundschaften, was zu diesem auf ihr Wohl so einflußreichen Ereigniß Veranlassung gegeben hat. Immer werden sie bei reiflichem Nachdenken die Ursache aufzufinden vermögen, stets wird sie sich ergeben, wann sie die bisher geführte Diät, das Verhalten, die Lebensart, und das, was geistig auf sie eingewirkt hat, mit jenem Schema vergleichen, das ich als Norm und Regulativ zur Vermeidung solcher Zufälle aufgestellt habe. Gelänge es ihnen jedoch durchaus nicht die Veranlassung zu entdecken, so mögen sie ja nicht säumen einen erfahrnen Arzt (wäre er auch nicht in der Nähe zu finden), zu Rathe zu ziehen, der gewiß dem Ursächlichen auf die Spur kommen wird. Ehe und bevor sie hierzu Gelegenheit haben, mögen sie nur den Unterleib und die Füße stets warm halten, sich der Fußbäder fleißig bedienen, des Morgens und Abends den Leib tüchtig frottiren, bei Andrang des Blutes genügend Blutegel ansetzen, die früher empfohlnen örtlichen Dampfbäder zu der Zeit anzuwenden, wo die Regeln sonst einzutreten pflegten und sich viele und strapaziöse Bewegung machen; denn bei der Mehrzahl der Fälle reichen schon diese Heilmaximen aus und lassen nichts zu wünschen übrig.

(Nur mögen junge Frauen beim Außenbleiben ihrer Regeln, wann sie auch Ursache haben, sich nicht für schwanger zu halten, keinen Gebrauch von allen diesen arzneilichen und diätetischen Regeln machen, vielmehr sich ganz leidend verhalten und in zweifelhaften Fällen den Arzt oder Geburtshelfer (nie die Hebamme!) befragen. Auch warne ich hier an schicklicher Stelle das weibliche Geschlecht, während der monatlichen Reinigung nie Arzneien (mindestens nicht ohne Vorwissen des Arztes) zu gebrauchen. Wird die Natur durch selbige in der Blutentleerung unterbrochen, so pflegen hieraus traurige Folgen zu entstehen und die Erfahrung hat gelehrt, daß ein zu solcher Zeit genommenes Brechmittel das Individuum in ein stetes und schreckliches Siechthum mit Verlust der wichtigsten äußern Sinne stürzte, aus dem es keinem Arzte glückte, es zu retten! Darum möge diese Lehre hier Platz finden, denn sie kann nicht oft und laut genug ausgesprochen werden.)

Wir gehen nun zur abnorm gesteigerten Monatsreinigung oder zu dem krankhaft vermehrten Monatsfluß über; der ebenfalls in Betracht gezogen zu werden verdient. Vernahmen wir früher daß die Regeln in Betreff auf Quantität sich nicht gleich sind, daß das Temperament, die Constitution und Diät und Lebensweise bedeutenden Einfluß auf das Plus oder Minus derselben haben, so müssen wir noch hinzufügen, daß auch das Verhalten während der Periode selbst, gar stark influirt. In jenen Fällen, wo der Abgang so heftig ist und so lange anhält, daß er die Kranke erschöpft, da liegt es am Tage, daß wir es mit Krankheit zu thun haben; wo jedoch der Blutverlust minder groß, aber denn doch auffallend bedeutender ist als gewöhnlich und das Individuum anscheinend robust ist, wird die Bestimmung schwieriger. Da nun das Wohl der Person davon abhängt zu wissen, ob der abnorm starke Abgang ihr dienlich sey?! oder nicht?! bleibt nur übrig zu erforschen: wie sich die Dame vor Eintritt der Regeln oder in der freien Zeit jedesmal befindet?! Fühlt sie sich zu solcher Zeit erhitzt, träge, schläfrich, leidet sie an Wallung des Blutes, an Kopfweh, Brust- und Herzweh, ist der Schlaf ängstlich, unruhig und von Träumen unterbrochen, verlieren sich jedoch beim Abgang des Monatsflusses diese Zufälle, werden sie mindestens gelinder und fühlt sie sich nach beendigter Periode acht und bis vierzehn Tage bedeutend wohler, so ist der gesteigerte Monatsfluß für sie eine Wohlthat, denn sie bereitet zu viel Blut und bedarf der verstärkten Regeln. — Es wäre aber unklug gehandelt, wenn das Individuum ferner weit auf diese ertrotzte Naturhülfe sündigen und in Hinsicht auf Diät und Verhalten nicht größere Aufmerksamkeit verwenden wollte, da ein abnorm vermehrter Monatsfluß in der

Folge schadet, die Sexualverrichtung schwächt und dessen edelstes Gebilde, den Fruchthälter ruinirt!

Sey es demnach erwiesen, daß ein solches Frauenzimmer sich von dem wohlthätigen Erfolg des bedeutend starken Menstrualflusses überzeugt hat, es ist Pflicht sich zu mühen der zu großen Bluterzeugung , durch Einfachheit und Mäßigkeit im Genuß von Speise und Trank und durch eine die Kräfte und Säfte consumirende Lebensweise, durch verkürzte Schlafzeit, durch fleißiges Wassertrinken u. s. w. vorzubeugen. Denn naturgemäß soll nur eine geringere Quantität Blut durch die Genitalien ausgeleert werden, wird der Organismus genöthigt größere und längere Kraftanstrengung hierzu zu verwenden, so werden nahmentlich die Blutgefäße gar sehr geschwächt, gleichwie der Uterus durch den heftigen und immer wiederkehrenden Congestionszustand leidet! — Oft ist auch sitzende Lebensweise, Leibesverstopfung, der Genuß des vielen Caffe- und Thetrinkens allein Schuld, wie dieß bei Armen und solchen, die ihren Unterhalt mit feinen weiblichen Arbeiten verdienen, der Fall zu seyn pflegt, und mit Abstellung alles dessen vermindert sich die Blutmenge und die Regeln werden normal.

Selten werden Damen, wann sie bei Wahrnehmung zu starker Reinigung, sofort ihre Ernährungs- und Lebensweise nach den Regeln der Diätetik ordnen, alles Erhitzende und zu Nahrhafte meiden, viel gehen und wenig sitzen, nicht zur Ungebühr schlafen, dem Caffe und The entsagen, auch ihr Blut durch Leidenschaften sowohl, als durch heftiges Tanzen nicht in heftige Bewegung setzen, nöthig haben noch zu Arzneien ihre Zuflucht zu nehmen. Denn die Verbesserung ihres Zustandes hängt von geregelter, ihrem Alter, der Constitution und dem Temperamente entsprechender Lebensordnung ab.

Wohl aber pflegt auch bei sehr beschäftigten, rastlos thätigen und allen Zweigen der Hauswirthschaft selbst vorstehenden Frauen, eine unausgesetzte Bewegung und Kraftanstrengung und besonders das Ertragen der Hitze des Küchenfeuers das Blut auszudehnen und zu erhitzen und um so eher, wann solche cholerischen Temperamentes sind und steten Verdruß und Aerger mit dem Dienstpersonal haben. Unter solchen Verhältnissen stellen sich die Menses nicht nur sehr stürmisch, sondern auch in weit kürzerer Zeit und oft schon mit der dritten Woche ein und greifen bei Fortdauer der Lebensweise das Individuum sehr an. Solche Personen brauchen nicht erst Excesse im Genuß von Speise und Trank zu begehen, um in diese Mißlage zu kommen, die erstgenannten reichen vollkommen aus. Allein es leuchtet auch ein, daß einzig durch große Schonung und durch theilweises Zurückziehen von den das Blut in abnorme Bewegung setzenden Geschäften gewisse und gründliche Herstellung zu erwarten bleibt.

Allerdings herrscht das Vorurtheil, daß bei allen solchen Krankheitsfällen Arzt und Arzneien helfen sollen, unter vornehmen und niedern Ständen. Aber giebt es wohl eine abgeschmacktere Ansicht, als diese?! Und ist der Arzt nicht straffällig, der in solchen Fällen Arzneien reicht, wo ihn die Pflicht verbindet keine zu verordnen, sondern ernstlich darauf zu bestehen, daß die Kranke die schädlichen Einflüsse vermeide und einen Lebensplan befolge, der ihrem Geschlechte, ihrer Körperbeschaffenheit, dem Alter, dem Temperamente und andern individuellen Eigenthümlichkeiten entspricht?! Wahrhaftig die Aerzte würden minder beschäftigt seyn und wir würden von vielen Krankheiten (chronischer Art) nichts wissen, wann wir gleich im Beginn des Uebelbefindens, untersuchten woher selbiges rührt, die Veranlassung dazu vermieden und durch Mäßigkeit und Frugalität eine ungetrübte Gesundheit zu bewahren trachteten. Ist es dahin gediehen, daß so schädliche Einflüsse lange fortgewirkt haben, dann reicht freilich das Vermeiden derselben und eine passendere Lebensweise nicht mehr aus das frühere Befinden hervorzurufen; es bedarf dann wichtiger Heilunternehmungen, die nicht immer nach Wunsch und Willen ausfallen.

Doch wir kehren zur Beantwortung der erst gestellten Frage zurück, und bemerken, daß, wann das Individuum, das an zu stark fließender Reinigung laborirt, wahrnimmt, daß sein Befinden bis zu dem Eintritt der Regeln gut ist, von der Zeit des Blutverlustes an aber übel wird, daß die Zeichen der Schwächung sich nun durch Hinfälligkeit und Entkräftung, durch Schmerz im Hinterhaupte, durch Stumpfsinn und eine große Leere im Kopfe, Augenschwäche, Ohrensausen und Schwindel zu erkennen geben, und daß dieser Leidenszustand sich nach Ablauf mehrerer Tage wo der Blutersatz erfolgt ist, es uns klar wird: daß hier durchaus nicht Vollblütigkeit, sondern Schwäche der Blutgefäße, krankhafte Reizbarkeit, zuweilen eine auffallend verminderte Energie derselben Statt finden, und wir demnach eine ganz entgegengesetzte Behandlung einzuschlagen haben. Solche Personen vermögen sich ohne ärztlichen Beistand selten gründlich zu helfen, denn ihr Organismus will genau erforscht seyn und da das Ursächliche meist in ihrer Constitution selbst begründet ist, so bedarf es einer umsichtigen von einem erfahrnen Heilkünstler anzustellenden Prüfung. Bevor sie hierzu gelangen können, wird es jedoch von Nutzen seyn ihr zeitheriges Verhalten in jedweder Beziehung zu untersuchen, um alles zu entfernen was in psychischer, moralischer und physischer Hinsicht nachtheilig auf sie eingewirkt hat. Nie werden sie diese Selbstprüfung fruchtlos anstellen und gewiß werden sie auf irgend einen Fehler im Verhalten, in der Diät, in der geistigen und physischen Lebensweise stoßen, der nahmhaft influirt und eiligst vermieden seyn will.

Obgleich diesen Subjekten eine leicht verdauliche Fleischkost, nahrhafte Gemüse und ein Glas Wein, ein kräftiges Bier dringend nöthig sind, so mögen sie doch sehr erhitzende geistige Mischungen (die als Delicatessen gelten), scharfe und zu reizende Gewürze und alle die Dinge, welche treibend wirken und specifik auf die Gebärmutter influiren, wenn sie ihnen auch minder schaden, als Vollblütigen, durchaus weglassen, um den an und für sich abnorm aufgeregten Blutgefäßen nicht noch mehr Anlaß zu excentrischer Thätigkeit zu geben. Aus solchem Grunde thun sie auch wohl das Caffe- und Thetrinken zu unterlassen, denn nützlicher ist ihnen eine Tasse Cacao oder Chocolade mit Zimmt, eine kräftige Bouillon mit Eigelb, eine Tasse Warmbier u. s. w. Ihre Affekten und Leidenschaften müssen sie zu bändigen verstehen und sich vor Gemüthserschütterung hüten. So nützlich ihnen auch Bewegung in freier Luft und ein reges, thätiges Leben ist, so mögen sie doch Erhitzung und Anstrengung über die Gebühr sorgfältig meiden und vorzüglich in den Tagen, wo sie den Eintritt der Regeln erwarten, unterlassen. Besonders müssen sie darauf sehen, daß sie täglich Stuhl haben, denn wo dieser fehlt, da gebricht es unter solchen Verhältnissen selten an einer Anregung zu abnorm vermehrten Abgang der Reinigung. Ueberhaupt müssen sie die über diesen Gegenstand früher ertheilten Verhaltungsregeln, insofern selbige auf sie Bezug haben, gleichermaßer befolgen. Müssen sie nothgedrungen den ärztlichen Rath noch entbehren, so werden sie mindestens nie Gefahr laufen, daß sich der Zustand verschlimmere.

Oft half ich solchen Kranken, indem ich ihnen stärkende Kräuterbäder mit Eisen, kräftige Einreibungen auf den Unterleib und innerlich eine Auflösung von bittern Extrakten, mit Baldrian und eisenhaltigen Essigäther versetzt gebrauchen ließ, und schnell gediehen die Folgsamen zum Genuß einer tadellosen Gesundheit. Dahingegen jene, welche nur Arzneien verlangten, sich jedoch nicht in jene weit wichtigern Verhaltungsregeln fügen wollten, ungeheilt blieben.

Von erheblichem Nutzen für meine Leserinnen wird es jedoch seyn zu erfahren, was sie zu thun haben, wenn ein zu heftiger und gefahrdrohender Monatsfluß eintritt, da es sich nur zu oft trifft, daß sie in solchem Nothstande allein und ohne Rath sind. Sey es nun, daß der übermäßig gesteigerte Monatsfluß aus Vollblütigkeit oder aus Atonie und krankhafter Reizbarkeit der Blutkanäle entstanden ist, die Kranke bedarf vor allem der Ruhe, nemlich der Seelen- und Körperruhe. Nichts darf sie irritiren, nichts darf sie geistig und körperlich aufregen, es muß tiefe Stille um sie herrschen und das Zimmer muß verdunkelt seyn, damit das Licht nicht auf die Augen, und durch selbiges auf das Gehirn wirke. Sie bedarf einer wagerechten Lage im Bette und je schwächer sie in Folge des Blutverlustes ist, um so weniger mag sie mit der Brust erhöht liegen. Die, so aus Blutreichthum in den Blutfluß verfallen sind, bedürfen zu jeder Jahreszeit ein kühles Zimmer, denen, so aus Schwäche erkrankten, nützt bei ungünstiger Witterung eine mäßige Wärme. Nichts darf den Umlauf ihres Blutes stören, daher die Kleidungsstücke sämmtlich gelüftet werden sollen und durchaus kein Druck irgendwo statt finden darf. Ruhe und horizontale Lage vermindern den Blutgang schon bedeutend, und sanfte (durchaus nicht reizende) Lavements, die so oft applicirt werden müssen, bis ausreichender Stuhlgang erfolgt, Limonade als Getränke, schwacher Lindenblütenthe mit Citronensaft sind im Drange der Noth die nächsten Mittel, wonach robuste und kräftige Personen zuerst zu greifen haben, und stellen sie mindestens so lange sicher, bis ärztlicher Beistand eintrifft. Denn auch bei Vollblütigen und Wohlgenährten bedarf es nur in seltenen Fällen noch des Aderlasses, gewöhnlich reichen die erstgenannten kühlenden, verdünnenden und ableitenden Mittel aus den Sturm zu beschwören und den Blutstrom in seine Ufer zurück zu bringen. Nur mag ein solches Individuum sich noch lange ruhig verhalten und vor zu nährenden und erhitzenden Speisen und Getränken hüten, wenig schlafen und sitzen u. s. w.

Schwächliche und minder Blutreiche werden, wann sie von zu heftig fließenden Blutregeln befallen wurden, außer den eben genannten Heilregeln noch zum fleißigen Gebrauch eines kalten Zimmtaufgusses und zur kühlen Fleischbrühe mit Eigelb vermischt ihre Zuflucht zu nehmen haben. Außer zarten Schleimen, gekochtem Obste, einer Tasse Gesundheitschocolade verträgt der Kranke so leicht nichts, und es ist zu merken, daß alles kühl gereicht werden muß, da warme Speisen und Getränke den Blutfluß befördern. Werden die hier ertheilten Cautelen zeitig in Anwendung gebracht, und das Verhalten der Patientin entspricht den Heilregeln, so läßt der Blutfluß nach und somit gewinnt die Kranke Zeit über die Veranlassung zu diesem Unfall nachzudenken und sich zur Vermeidung desselben einen bestimmten Lebensplan zu entwerfen.

Nur in seltenen Fällen und unter Einwirkung besonderer schädlicher Potenzen fügt es sich, daß der Blutfluß enorm heftig wird, große Erschöpfung verursacht und das Leben bedroht. Das Gesicht wird leichenblaß, die Lippen bleich, die Extremitäten erkalten, es treten Ohnmachten, Krämpfe und Zuckungen ein und mit jedem Augenblicke wächst die Gefahr. Dahin gediehen ist es hinsichtlich der anzuwendenden Heilmittel ziemlich gleich, ob der Blutfluß aktiver oder passiver Art ist, ob er von Ueberfluß an Kräften und Blute oder aus abnormer Vitalität und krankhafter Reizbarkeit entstanden ist, denn es gilt der Entblutung Einhalt zu thun. In so beängstigender Lage, wo all' das Anempfohlene nichts fruchtet, muß man nothgedrungen zu innern Mitteln greifen, welche die organische Cohärenz vermehren und die Gerinnbarkeit des Blutes fördern, wobei man äußerlich geistige Einreibungen auf den Unterleib macht, welche den Fruchthälter stärken und von den Nerven aus ihn zu kräftiger Zusammenziehung reizen.

Daher reicht man das Hallersche Saure mit Zucker vermischt unter Wasser als Getränke (20 bis 30 Tropfen Säure und 1 gehaufter Thelöffel Zucker auf ein Glas Wasser), und reibt von Zeit zu Zeit folgenden Spiritus auf den Unterleib ein:

Nimm: Salmiakgeist 1 Loth,
Mutterkrautspiritus,
Rosmarinspiritus,
Lavendelgeist, } von jedem 2 Loth.
Hoffmannschen Lebensbalsam 1 Loth.

Mische und bezeichne: So viel, als die hohle Hand zu fassen vermag, alle halbe Stunden einzureiben.

In den meisten Fällen genügen diese Mittel und das Darreichen eines starken Zimmtthes, und Fleischbrühe mit Eigelb, zarte Fleischgallerte mit Citronensaft reichen aus die Erschöpfte zu retten.

Wohl treten bei Schwangern nach plötzlich erlittener Fehlgeburt und bei Gebärenden nach gewaltsamer Losreißung des Mutterkuchens Mutterblutstürze ein, die so ungemein heftig sind, daß selbst die eben genannten Mittel nicht kräftig genug sind und der Arzt noch die Zimmttinktur mit Schwefeläther und Opium innerlich, in oft wiederholter und steigender Dosis darreichen muß; doch gehören diese Fälle nicht hierher und ich thue ihrer nur um deshalb Erwähnung, damit um ihr Wohl besorgte Leserinnen sich auch diese Heilmaximen für den Nothfall einprägen mögen. Denn wer auf dem Lande von ärztlicher Hülfe entfernt lebt, muß dies wissen um zeitig nach dem entfernt wohnenden Arzt zu senden.

Wer von einem heftigen Mutterblutfluß reconvalescirt, der soll zwar beflissen seyn das Blut zu ersetzen und deshalb kräftige Brühe, zartgebratnes Fleisch, ein Glas alten Wein, gutes Hopfenbier, Chocolade u. s. w. genießen. Allein dieß alles bewirkt nur momentane Hülfe und soll es nie wieder zu einer solchen Szene kommen, so rathe ich einen tüchtigen Arzt zu consuliren, der allein fähig ist die Nachkur (von der alles Heil abhängt) und das fernere Verhalten so fest zu setzen, als es die Individualität der Kranken erheischt. Ich bitte demnach recht inständig, alles das hier Mitgetheilte nur als allgemeine Heilregeln anzusehen, aber wohl zu bedenken, daß es von ungleich größerem Gewinn ist die Kranke von einem Arzt untersuchen zu lassen, der, indem er zu individualisiren vermag, fähig ist die besonderen Heilregeln zu ertheilen!

Von den abnormen Blutflüssen, wie sich selbige bei beiden Geschlechtern darstellen, im Allgemeinen.

Wenn gleich im täglichen Leben die so oft vorkommenden nicht naturgemäßen Blutflüsse als Krankheiten betrachtet werden, so beurtheilt sie der Arzt doch aus einem andern Gesichtspunkte, denn ihm ist wohl bekannt, daß jene Hämorrhagieen, welche aktiver Art sind und auf Kraftfülle und Blutüberfluß hindeuten und von den Aerzten auch sthenische und phlogistische Blutflüsse genannt werden, meist kritische Erscheinungen und Naturthätigkeiten sind, vermöge welcher der Organismus sich zu erhalten und in's Gleichgewicht zu setzen trachtet. Aus solchem Grunde werden Laien oft die Erfahrung machen, daß der gegen Blutflüsse dieser Art zu Rath gezogene Arzt mehr beobachtend als eingreifend zu Werke geht. Der Arzt, der sich als Diener der Natur betrachtet und recht wohl weiß, daß nicht er, sondern sie allein zu heilen vermag, bemerkt nicht sobald, daß in solchem Falle der Blutfluß eine Krisis oder Heilbestrebung ist, als er seiner untergeordneten Stellung eingedenk, sofort den Entschluß faßt zu erforschen zu welchem Zwecke die hier sichtbar gewordne Blutentleerung wohl dienen soll?! Es kommt ihm nicht in den Sinn so frevelhaft zu handeln und der Natur schnur straks entgegen, blutstillende und zusammenziehende Mittel anzurathen. Der Ruf geht nur an ihn zu untersuchen, ob der Blutabgang aktiver und kritischer Art ist? ob nicht dem Kreislaufe des Blutes Hindernisse entgegenstehen, die entfernt werden müssen?! Seiner Einsicht ist es überlassen, zu beurtheilen, ob das Organ, durch welches das Blut hervorquellt, auch geeignet ist ohne Beeinträchtigung diesen gewaltsamen

Durchbruch längere Zeit zu ertragen?! Oder ob es zu dessen Erleichterung nöthig wird, das Blut auf künstliche Weise aus der Ader zu entziehen?! Von ihm erwartet man das Urtheil, ob die Naturthätigkeit mäßig oder stürmisch verfährt?! Seinem Besserwissen überläßt man es, ob diesem Heilunternehmen ruhig zugesehen werden kann?! oder nicht?! — Ein solches Ereigniß, das den Kranken und die Umstehenden gleichermaßen erschrickt, wird von dem wissenschaftlich gebildeten und vielversuchten Arzte oft auf den ersten Blick als minder gefährlich erkannt und richtig gedeutet; und sieht er, daß die Natur sich nicht übernimmt, daß die Reaktion dem Unternehmen vollkommen angemessen ist und daß das Gebilde, aus dem das Blut ausströmt, nicht dabei leidet, so bescheidet er sich, beobachtet den Kranken und ordnet nur an, was hinsichtlich des Verhaltens erforderlich dünkt.

Jedes Alter disponirt in solcher Beziehung zu Blutflüssen, die allerdings nur unter gewißen Verhältnissen eintreten, und auch hier gilt die mehrmals ertheilte Lehre, daß eine der Lebensperiode, in der wir stehen, entsprechende einfache und mäßige Diät in geistiger und physischer Hinsicht, sattsame Leibesbewegung u. s. w. viel zur Abwendung solcher gewaltsamen Ausgleichungen der Natur beitragen werden. Denn stößt die Natur in den Entwickelungsperioden des Lebens und im Prozeß des unausgesetzten Bildens und Rückbildens nicht auf mächtige Hindernisse, so kommt es auch nicht zu solchen Katastrophen. Geräth das Blut bei Kindern in Wallung und in abnorme Ausdehnung, so geht dessen Richtung vorzüglich nach dem Gehirn, denn das Hirn ist im kindlichen Alter bezugsweis schwächer als andere Gebilde und die Natur schafft sich durch Erregung eines Nasenblutens Hülfe. Im jugendlichen Alter geht es vorzugsweis zu den Lungen, daher der Bluthusten in diesem Lebensabschnitte oft vorkommt. Im männlichen Alter nimmt das Blut seine Direction mehr nach den venösen Gebilden des Unterleibes und kommt es zu Blutflüssen, so stellen sich selbige als Hämorrhoiden des Mastdarmes, der Blase, des Fruchthälters u. s. w. dar, oder es entsteht Blutbrechen, Blutsturz aus der Gebärmutter. Stets ist das Organ das schwächere, wo das Blut hinströmt. Da jedoch ein Organ edler ist als das andere, so erwächst auch in denen Perioden, wo das Blut z. B. zum Gehirn und zu den Lungen strömt, weit größere Gefahr als in den mittleren Jahren, wo es sich gern im Unterleibe anhäuft. Das kindliche Alter, wo es verhältnißmäßig mehr weiße Säfte als Blut giebt, würde frei von Blutcongestionen bleiben, wenn nicht bei Ernährung der Kinder unendlich oft gefehlt würde, und ununterrichtete Eltern nicht durch das Darreichen von Fleischspeisen, zu nahrhaften Gerichten, durch Caffe, Bier und Wein, Gewürze u. s. w. den zeitigen Untergang der Kleinen auf eine recht tolle Weise herbeiführten.

Auch Jünglinge und Jungfrauen müssen vor zu vieler Fleischkost, vor Caffe, starken Bieren, Wein und Gewürzen bewahrt werden, sollen sie nicht in Bluthusten und Lungenkrankheiten (die in diesem Alter selten zu heilen sind!) durch die Schuld der Eltern und Erzieher gestürzt werden.

Es giebt Familien, wo sich eine Neigung zu Blutflüssen forterbt, wo schon die Voreltern, besonders von väterlicher Seite, sämmtlich an abnormen Blutungen gelitten haben; wer ein solches Erbtheil gemacht hat muß um so mehr besorgt seyn alles zu meiden, was hinsichtlich der Diät und des Verhaltens zu Blutflüssen Veranlassung giebt. Ja die Erfahrung hat selbst gelehrt, daß es (obgleich nur in höchst seltnen Fällen) Familien giebt, deren Glieder sämmtlich an Verblutung sterben, und bei denen die bedeutungsloseste Verletzung und wann sie mittelst einer Stecknadel geschehen ist, unaufhaltsam und trotz aller ärztlichen Hülfe, den Tod nach sich zieht!

Das weibliche Geschlecht inklinirt (wegen dem Vorherrschen der Venosität und der Laxität der festen Theile), weit mehr zu Blutflüssen als das männliche, hierzu trägt leider auch das zu viele Sitzen und das zu wenige Trinken bei; nicht minder das öftere und desto schädlichere Thetrinken bei Vornehmen, und das Caffetrinken bei Aermeren und Niederen. Der bei so träger Lebensweise meist fehlende Stuhlgang befördert das Andrängen des Blutes und somit den Blutfluß.

Es ist, wie wir später ersehen werden, für das kurative Verfahren schon viel gewonnen, wann wir ergründet haben: ob der Blutfluß aktiver (d. h. positiver, sthenischer, phlogistischer) Art ist?! ob ihm nemlich ein Uebergewicht an Kräften und Säften und ein entzündlicher Charakter des Blutes zum Grunde liegt. Geeignet hierzu macht das Blütenalter und das kräftige Mannesalter, das sanguinische und cholerische Temperament, zu nahrhafte und gewürzreiche Speisen, hitzige und geistige Getränke, psychische Reize, inzitirende Leidenschaften z. B. Zorn, Eifersucht u. s. w. heftige Erkältung auf vorhergegangene Erhitzung, der Einfluß der Constitution der Luft, wann selbige entzündlicher Art ist. Als nächste Ursache beobachten wir, daß solchen aktiven Blutflüssen eine intensiv erhöhte Thätigkeit des Herzens und der Arterien zum Grunde liegt. Und in Hinsicht der Voraussage über den Ausgang solcher akuten Hämorrhagieen darf man mit Recht vermuthen, daß sie bei folgsamen Verhalten des Kranken sich zu dessen Heile entscheiden werden. Denn sie sind Heilbestrebungen der Natur, die nicht unterdrückt werden dürfen, wann der Organismus sich nicht dabei übernimmt, gegen welche das dazu inklinirende Individuum sich jedoch durch das Vermeiden der eben genannten inzitirenden Schädlichkeiten zu verwahren vermag.

Oder: ob der Blutfluß passiver Art, (asthenischer, negativer und venöser Natur;) ist?! der sich auf Schwäche der festen Theile und auf Mangel an Blut gründet. Hier waltet eine krankhafte Reizbarkeit der Gefäße ob, aber der Puls, der bei akuten Blutflüssen anfangs voll und hart schlägt, ist bei weitem minder voll, weich aber beschleunigter. Diese Blutflüsie befallen von Natur schwächliche, reizbare und zu Krämpfen geneigte Personen. Veranlassung zu solchem Blutflusse geben vorzüglich schwächende, das Gefäßsystem zunächst affizirende Potenzen, z. B. Mangel an solider Nahrung, Aufenthalt in ungesunder Luft, großer Verlust an Kräften und Säften durch Purgirmittel, sitzende Lebensweise, übermäßige geistige Anstrengung, deprimirende Leidenschaften, z. B. Schreck, Furcht, Kummer und Sorge, die Beschaffenheit der Luft, wann selbige nervöse und faulige Krankheiten hervorruft. Ueberreizung durch zu angreifende Körperbewegung durch Reiten, Tanzen u. s. w. Nächste Ursache dieser Blutflüsse ist Schwäche und verminderte Lebenskraft der Gefäße und daher rührende krankhafte Reizbarkeit. In Betreff auf die Voraussage läßt sich über passive Hämorrhagieen kein so günstiges Urtheil fällen, als über die aktiven und hitzigen. Denn wo kein Uebergewicht an Blute Statt hat und der Organismus an und für sich schwächlich ist, da kann der Verlust an diesem so edlen Safte leicht große Gefahr herbeiführen. Ist es an und für sich schwer zu bestimmen wie viel Blut der Organismus ohne bleibenden Nachtheil verlieren kann, und ist es erfahrungsgemäß, daß der Verlust einer mäßigen Quantität Blutes, die dem Körper plötzlich und binnen kurzer Zeit entzogen wird, weit mehr schwächt und gefährlicher ist, als ein bei weitem stärkerer Blutverlust, bei dem die Ausleerung nur allmählig Statt findet, so ist doch bei passiven Blutflüssen um so mehr auf die mittelbaren und unmittelbaren Folgen Rücksicht zu nehmen, die sich durch das schnellere Herabsinken der Lebensthätigkeit, oder durch Abmagerung, Mangel an Ernährung, durch Schwäche der Körper- und Geisteskräfte, durch Bleichsucht, Kacherie, Wassersucht Zehrfieber darstellen. Solche erschöpfende Blutflüsse entziehen dem Gehirn und den Nerven den Nahrungsquell, daher treten Nervenzufälle aller Art ein, als Sausen vor den Ohren, Krämpfe und Zuckungen, Taubheit und Blindheit, Lähmung und der Tod.

Blutflüsse, die in Folge großer Kraft- und Saftfülle entstehen und das Gleichgewicht wieder herstellen, die als Naturkrisen zu betrachten sind, hinterlassen bei gehöriger Abwartung und Fürsorge keinen Schwächezustand, vielmehr fühlt sich Geist und Körper behaglich und wohl darnach. Da im Gegentheil die Reconvalescenz von einem passiven Blutfluß sehr langsam erfolgt, indem dem wiedererzeugten Blute die Plastizität und die geistig-sublime Mischung noch lange abzugehen scheint. Und so lange diese Hauptbestandtheile dem Blute mangeln, muß die Ernährung nothwendig leiden, und da dem Gehirn und den Nerven gleichermaßen jenes Material abgeht, woraus der Nervenäther, das wahre Lebensagens, bereitet wird, so kann es nicht fehlen, daß bei so langsamer Genesung die Nervenaffectionen, ein Ziehen im Nacken, Kopfschmerz, und das Gefühl der Kälte, der Geistes- und Körperschwäche noch lange andauern und die Kranken muthlos machen und sehr belästigen.

Blutflüsse, die von örtlichen Ursachen erfolgen und nach Außen (nicht nach Innen) Statt haben, sind meist minder bedeutender Art, z. B. Bluthusten in Folge großer Anstrengung der Lunge beim Singen, Blasen, Lachen, auf Einwirken drastischer Arzneien, u. s. w. Und nur jene sind von böser Bedeutung, wo die dazu Veranlassung gebenden Potenzen im Innern Statt finden, auf Desorganisation beruhen und nicht zu entfernen sind, zumal wann der Bluterguß nur nach Innen geschieht.

Von den abnormen Blutflüssen im Besondern, und zunächst von den aktiven Hämorrhagieen.

Um nachzuweisen wie Blutflüsse, die nicht naturgemäß sind, sondern als widernatürliche Erscheinung wahrgenommen werden, angesehen und behandelt werden sollen wird es nöthig gebildeten Lesern dieselben auf zwiefache Art vorzutragen; nemlich die, so auf Kraftfülle und Ueberfluß an Blute sich gründen und mit dem Nahmen der aktiven und thätigen bezeichnet werden, nach ihren charakteristischen Kennzeichen besonders aufzuführen und dann jene folgen zu lassen, die passiver und negativer Natur sind. Denn da es dieselben Formen von Blutflüssen sind, die in einem Individuum sich als aktive, in dem andern als passive darstellen, und sonach die Constitution des Kranken, das Alter, Temperament, die Diät und Lebensweise, theilweis selbst die eingewirkten Schädlichkeiten uns erst zu behren vermögen, obwir es in einem fraglichen Falle mit einem Blutfluß zu thun haben, derauf Stärke und Uebermaaß an Blute beruht oder mit einem, dem Schwäche und krankhafte Reizbarkeit zum Grunde liegt, so wird es unumgänglich nöthig die aktiven und als kritisch zu ermessenden Hämorrhagieen und ihre Heilart zuerst, und dann die passiven und asthenischen darzustellen.

Das Nasenbluten aktiver Art kommt oft und viel bei größern Kindern und bei Jünglingen und Jungfrauen vor, bei letzteren verliert es sich mit dem Eintritt der Regeln, bei ersteren kehrt es jedoch bis zum Mannesalter wieder. Oft kommt dabei das Blut (da es durch die hintern und inneren Nasenöffnungen in den Mund fällt), in den Rachen und Mund, und da es das Individuum ausspuckt, so darf es nicht mit einem Bluterguß aus dem Munde, der Luftröhre, den Lungen und aus dem Magen verwechselt werden. Es gehen diesem Nasenblutfluß folgende Vorboten vorher: drückendes Kopfweh, besonders unter dem Stirnbein und in der Tiefe des Vorderhauptes, pressende Empfindung in den Schläfen, glühende Röthe des Gesichtes, drückendes Gefühl im Nacken, Unfähigkeit zu denken, leuchtende Funken vor den Augen, Ohrenklingen, Schwindel, ein Gefühl von Vollheit, Klopfen und Jucken und Griebeln in der Nase. Auch leidet ein solches Individuum an vermehrter Wärme und an jenen Wahrzeichen, die wir als Symptome der Vollblütigkeit und der Ausdehnung des Blutes aufgeführt haben. In großen dicken Tropfen beginnt das Blut zu fließen und geht allmälig in einen dünnen Strahl über, das Blut ist hellroth, dick und sehr gerinnbar und hört hier, wo es Ausgleichung und Krisis ist, nach kurzer Zeit zu fließen auf, worauf sich der Kranke sehr erleichtert fühlt und zu geistigen und körperlichen Arbeiten wieder gestimmt ist. — Ein solcher Nasenblutfluß kehrt dann wieder, wann dieselben Ursachen: Vollblütigkeit und abnorme Ausdehnung und Bewegung des Blutes durch Erhitzung, übermäßige Körperbewegung, durch Sonnenhitze, Stubenwärme, hitzige Getränke, gewürzreiche und geistige Dinge, durch langfortgesetztes Nachdenken und Studieren, durch drückende, den Umlauf des Blutes behindernde Kleidungsstücke, durch vieles Sitzen, durch Mangel an Wassertrinken, durch Hartleibigkeit, Leibesverstopfung u. s. w. wiederkehren und ihren schädlichen Einfluß äußern.

Dieses aktive Nasenbluten, das sich bei Individuen männlichen Geschlechts noch öfterer darstellt als bei Mädchen, geht nie in eine profuse und erschöpfende Blutung über, es steht von selbst still, sobald die Ausgleichung geschehen und das Gleichgewicht wieder hergestellt worden ist, und giebt sich durch das Besserbefinden des Individuums genügend zu erkennen.

Hinsichtlich des kurativen Verfahrens ist hier, wo die Natur ihren Willen selbst vollstreckt, wenig zu thun. Ruhe, ein kühles Verhalten, das Trinken eines Glases frischen Wassers, das Lüften der fest anschließenden Kleidungsstücke, bei Statt findender Hartleibigkeit oder Leibesverstopfung eröffnende Lavements, und wo diese nicht ausreichen kühlende Laxirmittel aus Glaubersalz, Manna u. s. w. reichen vollkommen aus. Höchst schädlich ist es ein solches kritisches Nasenbluten gewaltsam zu unterdrücken und ich kann nicht genug davor warnen.

Allein die Vernunft erheischt jetzt nach beendigten Blutfluß die Diät, das Verhalten und die Lebensweise des Individuums genau zu prüfen. Es auf eine einfache und mäßige, nicht reizende Ernährung zu setzen, die Gewürze, den Caffe und das Bier, so wie geistige Getränke und zu viel Fleischkost zu verbieten. Vieles Sitzen und Kopfanstrengen zu verhindern; und es dagegen zu vieler Bewegung in freier Luft und zum Wassertrinken anzuhalten. Große Hitze und Stubenwärme, gleich wie beengende Kleidungsstücke und übermäßige den Körper erhitzende Bewegung muß gemieden werden. Nur auf solche Weise vermag dem fernern Nasenbluten vorgebeugt zu werden, indem man Kräfte und Säfte verarbeitet und durch Mäßigkeit und fleißiges Wassertrinken der Plastizität des Blutes vorbeugt.

Der Bluthusten aktiver Art. Er giebt sich dadurch zu erkennen, daß in Folge eines Kitzel- oder Reizhustens Blut aus den Lungen aufgehustet und ausgeworfen wird. Ein Ereigniß, was oft Statt hat, und das die damit Befallnen sehr bestürzt macht. Und dies darf nicht Verwunderung erregen, da wir späterhin ersehen werden, daß der Bluthusten häufig in Lungensucht und Tod überführt und daß er jenen Personen, die einen hektischen Körperbau haben, von schwindsüchtigen Eltern abstammen, leicht große Gefahr bringt. Auch ist nur der Bluthusten, welcher von Vollblütigkeit herrührt, welchem andere unterdrückte Blutflüsse zum Grunde liegen, oder der von örtlichen Ursachen, z. B von außerordentlicher Anstrengung der Lungen, von heftiger Erhitzung und Körperbewegung entsteht, bei Individuen, die sich einer kräftigen Lunge und eines gewölbten und breiten Brustbaues erfreuen, hierher zu rechnen. Sollen wir denselben als einen Bluthusten aktiver Art betrachten, so müssen auch die Vorboten und die ihn begleitenden Phänomene, so wie die Veranlassungen hypersthenischer Natur seyn, d. h. es müssen jene Symptome Statt finden, welche Kraftfülle und Vollblütigkeit verrathen, der Puls muß voll und hart, mindestens härtlich seyn und die Zeichen der Wallung und des Andranges des Blutes nach Kopf und Lungen dürfen nicht fehlen, nemlich: Unruhe, Eingenommenheit und Schwere des Kopfes, unruhiger von schweren Träumen unterbrochner Schlaf, vermehrte thierische Wärme, die von einem zwischendurchlaufenden Frösteln unterbrochen wird, fieberhafte Bewegung, Hitze in der Brust, Druck in selbiger, Herzklopfen und Herzensangst, u. s. w. Vergleicht man hiermit das Ursächliche, so muß ebenfalls hypersthenische Anlage, ein kraft- und blutreicher Körper, ein sanguinisches oder cholerisches Temperament, mit vorwaltender Erregbarkeit des Gefäßsystems obwalten und die Veranlassungen müssen inzitirender Art seyn, z. B. animalische Diät, starke Biere, Weine, Gewürze, Caffe, unthätige Lebensweise, heftig aufregende Affekte, übermäßige Bewegung durch Laufen, Tanzen, Reiten u. s. w. eine entzündliche Disposition der Luft, wie solche zur Winterszeit bei großer Kälte und Nordost Statt hat, heftige Erhitzung auf Erkältung und umgekehrt. Nur unter solchen Verhältnissen und ferner auf Einwirkung örtlicher Reize vermag sich ein auf intensiv erhöhte Thätigkeit des arteriellen Systems fußender sogenannter aktiver Bluthusten zu bilden. Das bei diesem Bluthusten zu Tage geförderte Blut ist hellroth, sehr warm und gerinnt schnell, der Kranke fühlt sich nach Abgang desselben erleichtert, der Puls wird weicher und minder voll, auch langsamer, die Haut feucht und duftend, der Urin setzt Bodensatz ab, doch kehrt ein solcher Lungenblutfluß bei Fortwirkung der genannten schädlichen Potenzen gern wieder.

Sind wir nun genöthigt diesen Blutfluß als Krisis und Ausscheidung der Natur zu betrachten, so ist es doch bedenklich daß ein so edles Organ als die Lunge ist, die unmöglich lange und öfterer diesen Bluterguß ohne Nachtheil ertragen kann, zum Secretionsgebilde dienen muß. Es kommt hinzu, daß dieser meist fieberhafte und wahrhaft akute Bluthusten der Lungenentzündung nahe verwandt ist, (denn nur jener Bluthusten, welcher Stellvertreter unterdrückter Blutflüsse anderer Art ist, z. B. der Regeln, der goldnen Ader u. s. w. oder der dadurch entsteht, daß jene Blutsecretionen nicht so fort an Ort und Stelle zur Perfection gedeihen, sondern sich auf irreguläre Weise auf die Lungen werfen, pflegt fieberloser Natur zu seyn!) daher sind wird genöthigt dem so leicht verletzbaren Organe der Lungen möglichst schnell zu Hülfe zu kommen und um so eher, wann der Andrang des Blutes stürmisch ist, der Puls voll und hart oder zusammengezogen, die Respiration kurz, keuchend und erschwert und der Auswurf des Blutes schäumend befunden wird, wann das Gefühl von Schwere und Druck in der Brust groß und beängstigend ist. Denn wenn auch hier, wie bei jedem andern Blutflusse, Ruhe des Leibes und der Seele, ein kühler Aufenthalt, der Genuß der Limonade, das Entfesseln des Körpers von drückenden Kleidungsstücken, eine mehr sitzende Lage im Bette und mild ableitende Lavements ebenfalls von Nutzen sind, so reichen sie in so bedrängter Lage der Lungen nicht aus, sondern der nächstwohnende Arzt oder Wundarzt muß eiligst gerufen werden, um nach Befund der Pulses, der Körperbeschaffenheit und der genannten Kriterien die nöthige Menge Blut am Arme zu entziehen, und der Natur zwar in ihrer Heilbestrebung zur Hülfe zu kommen, jedoch das Organ zu retten durch welches sie die abnorme Aussonderung bewerkstelligt. Und wann selbst dieser aktive Bluthusten minder bedeutend wäre, der Arzt jedoch wahrnimmt, daß Patient einen übeln Brustbau besitzt, (worunter wir eine schmale, flache und gedrückte Brust, einen langen hagern Körper, einen langen und dünnen Hals, flügelförmige Schultern verstehen!) oder von Eltern abstammt die hektisch gestorben sind, oder mindestens am Bluthusten gelitten haben, wird er sich dennoch und um übeln Folgen in Zeiten vorzubeugen veranlaßt fühlen, einen den Anzeigen entsprechenden Aderlaß zu unternehmen. Und je kräftiger und wohlgenährter das Individuum ist, je heftiger und schäumender der Blutauswurf befunden wird, je voller und härter der Puls sich zeigt, um so mehr wird Blut entzogen werden müssen, und wo das Gegentheil Statt hat, um so weniger. Allein der Aderlaß ist bei aktiven und hitzigen Blutflüssen auch das schnell helfende Mittel, das den Willen der Natur vollstreckt und zugleich vorbeugt, daß der Erguß des Blutes in die Lungen nicht traurige Folgen erzeuge. Denn kaum ist derselbe vollzogen, als aller Gefahr und dem fernern Bluthusten sattsam entgegen gearbeitet ist, Patient sich ungemein erleichtert fühlt und der Organismus bei steter Ruhe und Schonung durch Schweiß und Urin die Ausgleichung vollendet und somit das Fieber allmählig verschwindet.

Wohl wird der Arzt den Gebrauch schleimiger Thee von Leinsaamen, von Eibisch oder von Malven und Königskerzen, von Hafergrütze, Graupen u. s. w. kühlende Arzneien von Salpeter mit Queckenhonig, auch da, wo Versessenheiten im Unterleibe oder gastrische Stoffe concurriren, mild abführende Arzneien von Manna, Glaubersalz u. s. w. hinzufügen und nach Befinden der Umstände ableitende Mittel, als Fußbäder, ein Vesikator auf die Brust in Gebrauch ziehen, doch bleibt beim phlogistischen

Bluthusten (wenn man zeitig und ehe noch eine große Quantität Blut ausgehustet worden ist, den Arzt herbeiruft!) das entscheidende Hauptmittel der Aderlaß.

Ist jedoch der Anfall gehoben und kein Andrang des Blutes nach der Brust mehr bemerkbar, so bedarf es großer und lang fortgesetzter Schonung der Lungen; ein solches Individuum darf wenig sprechen, muß ängstlich alles meiden, was selbige aufregt und erhitzt, daher jedes Echauffement verhüten, darf sich weder geistig noch körperlich aufregen, muß mehr von Pflanzenkost und Obste als von animalischen Speisen leben, den Caffe, Gewürze, Wein und die zu geistigen und stark nährenden Biere und übrigen Getränke ganz weglassen und Excesse und Debauchen, wie selbige Nahmen haben mögen, für immer meiden. Selbst das, was ein am Bluthusten Leidender zur Zeit des Anfalles genießen darf, als Schleime, Thee u. s. w. dürfen nur lau, nie warm getrunken werden. Die Hauptsache aber, warum es sich handelt bleibt stets die: zu ergründen welche Fehler in der Diät, dem Verhalten und der Lebensweise die Veranlassung zum Bluthusten und Blutreichthum überhaupt abgegeben haben um selbige durchaus meiden zu können. — Denn befolgt der in Rede stehende Kranke dies alles nicht aufs Pünktlichste und Gewissenhafteste, so kehrt der Bluthusten bald wieder und führt ihn geschwinden oder langsamen Schrittes dem Grabe zu.

Wehe dem Kranken der bei dieser Form des Bluthustens einem unwissenden Arzte in die Hände fällt und von dessen Hand zusammenziehende Mittel, als Mineralsäuren und andere sogenannte blutstillende Arzneien erhält, er ist verloren, denn er verfällt in schwere Lungenleiden.

Eine ziemlich gleiche Behandlung erfordert der Lungenblutfluß, der von örtlichen Ursachen und mechanischen Verletzungen, nach einem Sturz vom Pferde, nach einem Falle, von Stoß, Quetschung u. s. w. herrührt, oder vom Heben schwerer Lasten und den früher erwähnten übermäßigen Anstrengungen der Brust u. s. w. entsteht. Auch hier ist der Aderlaß (wann nicht schon Schwäche durch enormen Blutverlust herbeigeführt worden ist!) das vorzüglichste Heilmittel, und wann nicht bedeutende Blutunterlaufung in den äußern Theilen, oder Rippenbrüche concurriren, welche das Ansetzen von Blutegeln, anfangs kalte dann warme Umschläge und später den chirurgischen Verband nöthig machen, so passen auch hier jene arzneilichen und diätetischen Mittel, wie sie oben angegeben worden sind.

Das akute Blutbrechen kommt ebenfalls als Krisis und Heilbestrebung der Natur vor, jedoch weit seltener, als der Bluthusten und erhält den Namen Blutbrechen deshalb, weil das Blut aus dem Magen kommt und durch Erbrechen ausgeleert wird. Die Menge des Blutes, die bei dem Magenblutfluß ausgeleert wird, ist verschieden, gewöhnlich aber sehr bedeutend, ja es werden zuweilen mehrere Pfunde Blut in mehrfachen Absätzen ausgebrochen, auch fügt es sich, daß der Blutsturz außerordentlich heftig ist und schnell in den Tod überführt. Doch gehen auch dieser so gewaltsamen Blutentleerung Vorboten vorher, die, wenn anders das Individuum sie beachten wollte, dazu dienten einem so gefahrdrohenden Ereignisse vorzubeugen, sie sind folgende: Allgemeine Unbehaglichkeit und Mangel an Eßlust, Blässe des Gesichts, Druck, Spannen und gelindes Brennen im Magen und in der rechten und linken Unterrippengegend, Uebelkeit, Angst ein krampfhafter Schmerz, welcher nach der Mahlzeit in der Milz oder auch zugleich in der Lebergegend entsteht, überlaufender Schauder, fliegende Hitze, Schwindel Ohrensausen und Herzklopfen, wozu sich späterhin zunehmender Schmerz, Magenkrampf mit heftiger Angst mit steigender Uebelkeit gesellen, und endlich das Erbrechen des Blutes hinzutritt.

Während des Blutbrechens ist meist Schmerz in der linken Seite, heftiges Würgen, außerordentliche Angst, große Mattigkeit häufig bis zur Ohnmacht, kalte Hände und Füße, kleiner kaum fühlbarer und aussetzender Puls und ein kolikartiger Schmerz im Unterleibe zugegen. Auch wird das Blut nicht nur nach oben ausgeleert, sondern geht auch bald darauf in Menge durch den Stuhl ab. — Das ausgebrochne Blut ist von verschiedner Beschaffenheit, je nachdem es früher oder später nach dem Erguß in den Magen ausgeleert wird; zuweilen hellroth klar und flüßig, wenn es bald und ungemischt mit Speise und Trank ausgebrochen wird, häufiger jedoch durch das Verweilen außerhalb der Wege des Kreislaufes, schwarzroth, mehr oder weniger geronnen und in Klumpen. Noch zeigt sich bei der in Rede stehenden akuten Form des Blutbrechens das Blut röther, dünner und flüssiger als bei der später zu erwähnenden chronischem Form. Zwar fühlt sich auch hier der Kranke nach dem ersten oder zweiten Blutbrechen erleichtert, aber gewöhnlich sehr erschöpft; und ist der Blutsturz sehr heftig, geht er in schnell auf einander folgenden Absätzen vor sich, so wird die Nabelgegend aufgetrieben, der Kranke fällt in Ohnmacht, Hände und Füße sind kalt, der Puls klein und kaum fühlbar, und die Haut mit klebrigem Schweiße bedeckt. Entrinnt der so Erschöpfte ja dem Tode, so bleibt allgemeine Schwäche mit zerrütteter Verdauung und Ernährung zurück. Und nur unter günstigen Verhältnissen erholen sich solche Kranke selbst dann, wann sie einen großen Blutverlust erlitten haben, vollkommen.

Diese hitzige Form des Magenblutflusses kommt bei kräftigen Männern auf Mißbrauch hitziger Getränke aller Art vor, nicht minder in Folge unterdrückter Hämorrhoiden, bei Damen, (obgleich seltener,) nach plötzlich unterdrückten Regeln, am öftersten bei Personen, die während ihrer Jugend oft und stark aus der Nase bluteten. Doch geschieht es auch, daß örtliche Ursachen und mechanische Verletzungen, ein Schlag oder Stoß auf die Magengegend, verschlucktes Glas oder Knochensplitter, niedergeschluckte Blutegel, Nadeln, ätzende Gifte u. s. w. Bluterbrechen verursachen.

Nicht immer kommt das Blut aus den Blutkanälen des Magens selbst, sondern auch aus der Milz durch die kurzen Gefäße, ja bisweilen kommt es aus der Leber, durch die Pfortader- und Gallengänge in den Magen und in noch seltnern Fällen ursprünglich aus dem Dünndarm.

Mag dieser Magenblutfluß auch Krisis und Heilbestrebung der Natur seyn, es ist eine höchst stürmische und gefahrbringende Naturhülfe, und um so unverantwortlicher ist es, wann wir durch Excesse in gewürzreichen und spirituösen Getränken und durch die genannten Fehler in unserm Verhalten die traurige Veranlassung hierzu geben. Meistentheils sind wir demnach durch die geführte Lebensweise an diesem Ereignisse selbst Schuld, und haben der Natur diese abnorme Kraftanstrengung so zu sagen abgetrotzt. — Es leuchtet demnach ein, daß eine wohlgeregelte Diät und das Vermeiden hitziger Getränke und aller der genannten Schädlichkeiten uns vor dem Magenblutfluß hitziger Art sicher stellt. Haben wir es schon dahin gedeihen lassen, daß die angeführten Vorboten bemerkbar werden, so ist der Beistand des Arztes unentbehrlich, der allein fähig ist zu bestimmen, was zur Abwendung dieser Katastrophe zu unternehmen bleibt. Gewöhnlich nützt der Aderlaß, und säuerliche Getränke, antiphlogistische Abführungsmittel, Fußbäder u. s. w. Doch täuschen die Vorboten minder unterrichtete Aerzte oft, und sonach um so mehr Nichtärzte, weshalb ich bitte sich ja an einen tüchtigen und hocherfahrnen Arzt zu wenden, der, wenn anders Patient ein offenes Geständniß seiner bisher geführten Lebensweise ablegt, sich die Zufälle richtig zu deuten wissen wird.

Wo es aber leider durch das Verkennen oder Hintansetzen der Verkündiger dieser im Anzug begriffenen Krankheit zum Blutbrechen hitziger Art gekommen ist, da nehme Patient zu einer gewöhnlichen Limonade und zu eröffnenden Lavements Zuflucht und beeile sich in Abwesenheit reeller ärztlicher Hülfe den nächstwohnenden Wundarzt rufen zu lassen. Denn nicht immer ist selbst bei dieser akuten Form der Aderlaß erforderlich, besonders dann nicht, wann es wahrer Blutsturz, die Menge des erbrochnen Blutes sehr groß und die Erschöpfung bedeutend ist. Auch der geübte Landarzt wird unter solchen Umständen geeignet seyn aus dem Inbegriff aller sich darbietenden Erscheinungen, mit Berücksichtigung des Pulses und der Constitution des Kranken, und unter stetem Rückblicken auf die früher eingewirkten Schädlichkeiten zu bestimmen: ob in solchem Falle neuern Anfällen durch Aderlaß vorzubeugen ist?! oder ob schon viel zu viel Blut von der tumultuarisch reagirenden Natur entleert worden sey?! — Findet er, daß nur mäßig Blut gebrochen geworden, daß die Hitze und Fieberbewegung des Kranken sehr bedeutend, der Puls voll und hart, oder zusammengezogen und härtlich ist, daß Kopfweh und der krampfhafte Magenschmerz heftig sind, hat er es mit einem starken und wohlgenährten Individuum, das besonders geistige und andere erhitzende Dinge liebte, oder dessen früher fluid gewesene Hämorrhoiden, die Regeln, das Nasenbluten in's Stocken gerathen sind, oder wann das Blutbrechen überhaupt in Folge inzitirender Schädlichkeiten und reizender Potenzen entstanden in, und neue Anfälle bevorstehen und das Leben des Kranken in Gefahr setzen, zu allgemeiner und örtlicher Blutentziehung greifen.

Wo aber das Gegentheil Statt findet, wo schon in Folge des Blutverlustes ein Schwächezustand obwaltet, da wird er sich begnügen ableitende, kühlende und eröffnende Arzneien, (die auch im erstgenannten Falle unentbehrlich sind!) z. B. warme Fußbäder mit Asche und Salz, mild auflösende Lavements, ein Tamarindendecokt mit Weinsteinrahm, vegetabilische Säuren unter das Getränke zu verordnen. Gleichwie er späterhin bemüht seyn wird unterdrückte Blutflüsse, wann sie diesem Blutbrechen zum Grunde liegen, möglichst bald wieder herzustellen.

Ist jedoch der Blutsturz so enorm und heftig, daß der Tod des Kranken zu befürchten steht, und die Erschöpfung so groß, daß ein neuer Aufall das Leben rauben würde, so dient das Hallersche saure Elixir mit Himbeersaft versetzt unter Wasser gemischt (noch besser unter dünnen aber kühlen Hafergrützschleim!) als Getränke, und eiskalte Umschläge mittels Compressen auf die Magengegend gelegt und alle fünf Minuten erneuert, wobei jedoch die Brust nicht erkältet werden darf. Denn erst wann die Gefahr entfernt ist, vermag der Arzt durch Lavements und sanft eröffnende Mittel (Tamarinden und

Weinsteinrahm!) das im Darmkanal angehäufte Blut zu entfernen und den sich fernerweit darbietenden Indicationen, die oft eine Verbindung mit China und mild nährenden Brühen und Schleimen nöthig machen, zu entsprechen.

Auch solche Kranke bedürfen gar sehr der Geistes- und Körperruhe, und der Arzt hat dann, wann sie genesen, nichts Angelegentlicheres zu thun, als ihnen in jedweder Beziehung strenge Verhaltungsregeln für Zeit und Zukunft zu ertheilen. Denn das Blutbrechen, wo es Folge des Genusses hitziger Getränke ist, kommt leicht wieder, wird schlimmer und tödtet den Kranken.

Von den abnormen Blutflüssen passiver oder auf Schwäche beruhender Art.

Der vielversuchte und erfahrne Arzt sieht oft auf den ersten Blick daß er es mit einem asthenischen Blutfluß zu thun hat, die Constitution des Kranken und dessen Puls, ja die Augen und Gesichtszüge desselben und das Befinden während des Blutabganges, die Hautfarbe und Stimmung des Gemüthes lehren ihm dieß. Allein der Nichtarzt vermag dies nicht, und selbst von minder gebildeten und erfahrnen Wundärzten steht eine solche Beurtheilung nicht zu erwarten: vielmehr müssen selbige dann, wann sie von ärztlichem Beistande entfernt sind um so sorgfältiger bedacht seyn alle sich darbietenden Phänomene aufzufassen, damit es ihnen ebenfalls gelinge den Blutfluß, der auf Schwäche der festen Theile, auf krankhafter Reizbarkeit und einem minder plastischen und kräftigen Blute beruht, von der aktiven und phlogistischen Hämorrhagie genau zu unterscheiden. Hierbei ist vor allem wohl zu betrachten, daß ein Blutfluß aktiver Art dadurch, daß er zu lange andauert, zu heftig und stürmisch eintritt, oder irrig behandelt und vernachlässigt wird, ebenfalls in einen passiven und asthenischen übergehen kann, und dann ebenfalls so behandelt werden muß, als ich es nun zu lehren beflissen seyn will.

Es ist wohl zu ermessen, daß die auf Schwäche beruhenden Blutflüsse weit gefahrdrohender sind, als die hitzigen und aktiven, und daß sie unter kultivirten Nationen (in Folge luxuriöser und ausschweifender Lebensweise!) und besonders unter den sogenannten vornehmen und höhern Ständen, vorzüglich in großen Städten weit öfterer vorkommen, als die auf Kraft- und Saftfülle beruhenden.

Vor allem finden wir, daß Individuen von einem passiven Blutfluß ergriffen werden, die einen schwächlichen Körper, leicht erregbare Gefäße und sehr empfindliche Nerven und, mit einem Worte, den asthenischen Habitus besitzen. Bei asthenischem Blutflusse ist der Puls zwar ausgedehnt, aber bedeutend weniger voll und weicher, jedesmal aber beschleunigter. Obgleich bei diesen Blutflüssen auch Congestion und Andrang des Blutes nach innern und edlern Organen wahrgenommen wird, so findet doch gewöhnlich verminderte Blutmenge, Blässe, Kälte und krampfhafter Zustand in Händen und Füßen Statt. Der am passiven Blutfluß Leidende fühlt sich auf den Abgang des Blutes nicht erleichtert und besser, sondern matter und kränker. Dauert ein solcher Blutabgang fort, so treten immer bedenklichere Zufälle der Schwäche ein, als Krämpfe, Zuckungen und andere Nervenaffektionen, besonders erhöhte Empfindlichkeit, ein kleiner, matter, leerer, obschon geschwinder Puls, große Hinfälligkeit, ein ärgerliches Wesen, Ohrenklingen, Funken vor den Augen, Gedächtnißschwäche, Zittern, Schwindel und Ohnmachten. Oder es zeigen sich bei längerer Fortdauer die Zeichen der Auflösung und Entmischung des Blutes, indem ein mehr wässriges und mißfarbiges, wenig gerinnbares Blut abgeht, das alle Charaktere der übeln Mischung und der Neigung zur Fäulniß verräth. Hierbei kommt die Jahreszeit und besonders der herrschende Genius der Krankheiten gar sehr in Betracht. Warme und feuchte schlaffe Witterung und jene Constitution der Luft, welche die Expansion des Blutes vermehrt und den Hang zu krankhaftem Orgasmus und Entmischung rege macht, welche die Gerinnbarkeit des Blutes vermindert, eine Atmosphäre, die nervöse und faulige Fieber erzeugt, sie ist es, die vorzüglich das Entstehen passiver Blutungen fördert. Allein es giebt noch andere schwächende Schädlichkeiten, die gar sehr influiren, und zunächst das Gefäßsystem affiziren: Mangel an nährender und gesunder Kost, tiefer Kummer, Sorgen und Noth, stete Furcht, Aufenthalt in feuchter und unreiner Luft, Mangel an Bewegung und Luftgenuß, der Uebertritt einer phlogistischen Entzündung in eine asthenische, (wie wir dieß bei Fiebern oft zu beobachten Gelegenheit finden, wenn z. B. ein inflammatorisches Fieber in ein nervöses oder fauliges übergeht!) Ueberreizung durch zu heftige Körperbewegung, bei forcirten Märschen, dem Reiten, Tanzen u. s. w. nach Ueberreizung durch Debauchen im Genuße hitziger Getränke und physischer Ausschweifung anderer Art. Wir gehen nun zur Betrachtung der einzelnen Formen der asthenischen Blutflüsse über.

Das Nasenbluten passiver Art. Es gehen auch hier Eingenommenheit des Kopfes, Druck, Gefühl von Vollheit, Schläfrigkeit, Betäubung und Schwindel als Vorboten vorher, allein sie sind nicht so beständig und so andauernd als bei dem aktiven Nasenbluten und meist sind sie zugleich mit krampfhaften Zufällen verbunden. Das Gesicht ist bald glühend roth, bald blaß, die Haut bleich und kühl, dabei wechseln fliegende Hitze mit überlaufendem Schauder, der Urin ist wässeriger Art und daher von blasser Farbe, ängstliches Athemholen in Folge der Congestion des Blutes nach den Lungen, fieberhafte Erscheinungen gehen diesem Nasenbluten vorher, das nicht selten in ausgebildeten nervösen und fauligen Fiebern als ein ominöses Zeichen erscheint und Verkündiger der beginnenden Colliquation wird! Während des passiven Nasenblutens fließt tröpfelnd oder rinnend, aus einem oder beiden Nasenlöchern ein dünnflüssiges und rothes Blut ab, wobei das Gesicht blässer und der Puls immer kleiner, leerer und beschleunigter wird. Dauert der Blutfluß fort, so treten die Zeichen der Erschöpfung in Verbindung krampfhafter Beschwerden, Sinnentäuschung, Ohnmacht u. s. w. hinzu und zeugen deutlich die hohe Gefahr an. Auch pflegt das asthenische Nasenbluten gern zu rezidiviren.

Die früher angegebenen asthenisirenden Potenzen sind Ursache dieses so gefahrbringenden Nasenblutens, vorzüglich große Kälte, Aufenthalt in feuchter Luft, Erkältung, niederbeugende Affekte und Leidenschaften, Mangel an Nahrung, manche Gerüche, die eines Theils die Nasennerven reizen, andern Theils dem Individuum zuwider sind, eigenthümliche Luftbeschaffenheit (daher es selbst epidemisch beobachtet wurde), Schwäche und krankhafte Reizbarkeit des Gefäßsystems, aus welcher so leicht ein lähmungsartiger Zustand der Gefäße entsteht. Nicht minder örtlich wirkende Ursachen mechanischer und chemischer Art z. B. Verletzungen, die ein schwächliches Individuum bei einem

Falle oder Stoß der Nase betreffen, gleichwie organische Krankheiten der Lungen, der Leber, der Milz und des Gekröses (wodurch der Kreislauf des Blutes behindert wird!). Dies asthenische und gefahrbringende Nasenbluten tritt häufig bei Knaben und Mädchen während der Entwickelung zur Mannbarkeit und besonders bei solchen Individuen hervor, die durch ein auffallendes Wachsthum an und für sich geschwächt und erschöpft sind, und entkräftet sie dergestalt, daß sie dem Tode nahe kommen und nur durch ein schnelles Eingreifen der Kunst gerettet werden können. Dies passive Nasenbluten ist es, das bei Kranken, die an nervösen und fauligen Fiebern leiden, von so ominöser Bedeutung ist, da unter solchen Verhältnissen einer Seits Lähmung der Blutkanäle, anderer Seits Mangel an Gerinnbarkeit des Blutes und sogar Hang zur Entmischung Statt finden. Beim Keuchhusten der Kinder, wo es in Folge der Stockung des Blutes in den Gefäßen des Hauptes entsteht und im ersten Zeitraume der Krankheit mehr nützt als schadet, führt es bei längerer Dauer, und wann der Husten in das convulsivische und nervöse Stadium übergegangen ist, einen gefahrdrohenden Grad von Schwäche herbei, und ist als asthenische Blutung zu betrachten. Denn wo Blutflüsse als Symptome anderer Krankheiten hervortreten, z. B. bei drüsenkranken Kindern u. s. w. werden sie sofort schwächend und gefahrbringend, wann wir das ihnen zum Grunde liegende organische Leiden nicht gründlich zu heben vermögen; denn unser Bemühen das symptomatische und erschöpfende Nasenbluten zu stillen, gelänge es auch jedesmal, ist bloß eine palliative Hülfe, indem es nach geschehener Bluterzeugung (wegen Fortdauer des primären Uebels), nur um so heftiger wiederkommt. Auch ist wohl zu bedenken, daß Personen, die oft und viel am passiven Nasenbluten gelitten haben, wann sie auch am Leben erhalten werden, dennoch in Nervenschwäche verfallen und sonach zu keiner festen Gesundheit gedeihen.

In allen den Fällen, wo das Nasenbluten passiver Art und das Individuum schwächlicher Constitution ist die erregenden Ursachen asthenischer Natur waren, der Puls an Völle und Kraft abnimmt, aber an Geschwindigkeit zunimmt, das Blut dünnflüssig und hellroth ist, Blässe des Gesichts und krampfhafte Zufälle, Mattigkeit und Nervenaffektion stattfinden, da haben wir nichts Angelegentlicheres zu thun, als den Blutfluß zu stillen. Vor allem müssen wir demnach solche Einflüsse, die ihn erregt haben und noch fortdauern, für immer entfernen, und dann auf Hemmung des Nasenblutens hinarbeiten. Zuvörderst beruhige man den erschrockenen Kranken und flöße ihm Trost und Hoffnung ein; denn es ist unendlich viel gewonnen, wenn wir ihm die Angst benehmen und seinen Geist aufrichten. Dann sorge man dafür, daß das Zimmer kühl und mit reiner Luft angefüllt sey, daß kein Kleidungsstück den Körper drücke oder Zwang anthue. Man wende warme Fußbäder und Handbäder an und sey bemüht den Unterleib durch eröffnende Lavements frei zu machen; wo Auftreibung oder Verhärtung des Leibes statthat, oder Stuhlverstopfung schon früher obwaltete, da reiche man eine Auflösung von Tamarinden und Glaubersalz, um dies auf den Nasenblutfluß mächtig einwirkende Hinderniß baldigst zu heben. — Gewöhnlich nehmen solche Kranke aus freiem Antriebe zum kalten Wasser mit Essig vermischt ihre Zuflucht, das sie eben sowohl trinken als in die Nase ziehen, sich Kopf und Nacken damit waschen, und es ist dies Verfahren recht vernünftig und heilsam, allein es genügt selten, und nie in jenen

Fällen, wo die Schwäche der festen Theile groß und die Mischung des Blutes kraftlos und arm an Faserstoff und Metallität ist. Gilt es demnach der Blutung möglichst bald Einhalt zu thun, so müssen wir innerlich und äußerlich mächtigere Mittel in Gebrauch ziehen. Oft reicht es aus, dem Kranken das Hallersche saure Elixir, mit Zukker versetzt, unter Wasser zu geben und kalt trinken zu lassen, nur muß er sich dabei sehr ruhig verhalten, denn jede Aufregung und Bewegung des Geistes und Körpers schadet gleichmäßig. Wenn das Individuum mit Husten geplagt ist, oder einen schwachen Magen hat, thut man wohl kühlen Hafergrützschleim statt Wasser zu nehmen, welcher die Säure besser einwickelt.

Fließt jedoch das Blut fortwährend, und die Gefahr nimmt zu, so zieht man mit Vortheil noch örtlich zu applicirende blutstillende Mittel in Gebrauch; am dienlichsten ist es weiche Charpiewiecken mit einer concentrirten Alaunauflösung zu benetzen und in die Nase zu bringen, dabei muß der Kranke den Kopf stark nach der Brust herabbeugen, damit sich auch ein Blutpfropf an den hintern und innern Nasenöffnungen bilde. Allein die eingebrachten Charpiekegel dürfen nicht kitzeln und zum Nießen reitzen, sonst schaden sie mehr als sie nützen, sie müssen sehr weich und von geschabter Charpie gefertigt seyn, auch dient zu gleichem Behuf recht weicher Schwamm. Oft nützte mir zu solchem Zwecke eine Mischung aus gleichen Theilen pulverisirten Alaun und Traganth, in welchem Pulver ich die Charpiekegel eintauchte und so einbrachte. Bei sehr reizbaren Personen befolge ich jedoch Lentins Rath und spritze mittelst einer kleinen Injectionsspritze eine kalte Auflösung von Hausenblase ein, die oft schnell Hülfe leistet.. Sollte alles dieses fruchtlos seyn, so muß der

Wundarzt mittelst einer Darmsaite, an der die Wieck oder der Schwamm angebracht ist, die hintere Nasenöffnung verstopfen.

Auch haben selbst große und berühmte Aerzte solche Mittel angewandt, die von Alters her der Volksglaube sanctionirt hat; z. B. daß man dem Kranken ein wenig Löschpapier kauen läßt, ihm ein Stückchen hiervon unter die Zunge legt; nicht minder Knaben einen kalten Umschlag auf das Scrotum legt, indem man ein Stück Leinwand in eine kalte Mischung von Wasser und Essig taucht und dann das Tuch um die Hoden wickelt. Und ich kann bekräftigen beide Mittel mehrmals mit Vortheil angewandt zu haben! Ist es gelungen ein solches passives und gefahrdrohendes Nasenbluten zu stillen, so muß der erschöpfte Kranke sorgfältig vor Rückfällen bewahret werden. So dringend nöthig ihm stärkende und nährende Mittel sind, so dürfen sie doch nicht zu hitzig und reizend seyn, und die gewonnene Frist muß dazu verwendet werden einen erfahrnen Arzt zu rufen, der nachzuspüren fähig ist, was zu so erschöpfendem Blutfluß Veranlassung gegeben hat. Von dieser Untersuchung und deren Ergebnissen hängt die nun zu unternehmende gründliche Herstellung des Kranken ab, daher sie, um Rückfälle zu vermeiden, nicht aufgeschoben werden darf.

Der Bluthusten passiver Art. Obgleich ein Lungenblutfluß oft genug von solchen Veranlassungen und Schädlichkeiten entsteht, die offenbar schwächend wirken, und obgleich er bei Personen vorkommt, die das Gepräge der Kraftlosigkeit und des Blutmangels an sich tragen, er sich auch zu Zeiten zeigt, wo nicht nur ein nervöser Charakter der Krankheiten herrscht, sondern Patient selbst an einem asthenischen Fieber leidet, so erheischt ein solcher

Bluthusten, ehe und bevor man ihn für passiv und asthenisch erklärt, die skrupulöseste Untersuchung, da das Verkennen eines solchen Zustandes von sehr traurigen Folgen seyn würde. Nur der erfahrne Arzt ist im Stande, hierüber sein Gutachten abzugeben, und alles, was ich über diesen Gegenstand zu sagen mich mühe, soll nur dazu dienen, denen, die von ärztlicher Hülfe entfernt leben, die charakteristischen Kennzeichen anzugeben, damit sie richtig unterscheiden und dem Arzt hierüber zu berichten vermögen.

Der Bluthusten ist dann als asthenisch zu betrachten, wenn er einem an und für sich schon sehr geschwächten Körper Blut entzieht, wann z. B. ein aktiver Lungenblutfluß lange oder mit Heftigkeit angedauert hat und Patient darüber in große Gefahr geräth. Wenn er an und für sich kraft- und saftlose Individuen und solche befällt, die ein bleiches Gesicht haben, nervenschwach, schlecht genährt und kachektisch sind; wenn er im Verlauf des Faulfiebers, des Nervenfiebers und anderer auf Schwäche beruhender Krankheiten, oder von örtlichen Fehlern in den Lungen, dem Herzen u. s. w entsteht. Wann er ferner von anerkannt schwächenden Einflüssen herrührt, in Folge des zu lang fortgesetzten Säugens oder Stillens der Kinder, auf Einwirkung heftig angreifender Brech- und Purgirmittel, auf Ausschweifungen in der physischen Liebe, auf niederbeugende Leidenschaften, als tiefer Seelenkummer, steter Aerger u. s. w.; durch Aufenthalt in feuchter und dumpfiger Wohnung, nach plötzlich unterdrückten Ausschlägen (so sah ich ihn bei einem jungen Herrn nach plötzlich supprimirter Krätze entstehen!) nach Erkältung, nach schnell zugeheilten alten Fußgeschwüren u. s. w. Es fehlen bei dem auf Schwäche beruhenden Bluthusten jene

Zeichen der Vollblütigkeit und der Naturthätigkeit, es ist weder Hitze und heftige Blutbewegung zugegen, daher kein starkes Fieber wahrnehmbar, noch zeigt der Puls Völle und Härte, vielmehr ist er beschleunigt und wird bald klein und leer. Verliert der Kranke viel Blut, so wird er gar schwach und abgespannt und es treten bei krankhaft Reizbaren und Nervenschwachen leicht krampfhafte Zufälle ein.

Am gefährlichsten ist dieser passive Bluthusten denen, die mit Anlage zur Hektick begabt sind, die eine enggebaute Brust, flügelförmige Schulterblätter, einen langen magern Hals, einen zarten Teint besitzen und von schwindsüchtigen Eltern abstammen; bei denen er sich oft und auf unbedeutend einwirkende Lungenreize zeigt, oder wo Lungenfehler skrophulöser oder knotiger Art schon vorhergingen.

Doch wie schon erwähnt, vermag nur der Arzt den Ausspruch zu thun, ob der fragliche Bluthusten wirklich asthenischer Natur ist. Nie kann und darf der Kranke oder ein minder gebildeter Wundarzt sich das Urtheil hierüber anmaßen. Denn von der Entscheidung hängt meist das Leben des Kranken ab, und gar oft fügt es sich, daß selbst bei Personen, wo alle Kriterien auf Schwäche und Entkräftung hindeuten, der Bluthusten dennoch auf einem entzündlichen Zustande der Lungen beruht und demnach eine kühlende Behandlung, sogar das Ansetzen von Blutegeln, ableitende Fußbäder und Lavements, kleine Doses von Salpeter mit Queckenhonig und Sauerhonig, kühlend eröffnende Arzneien, schleimichte Thee, säuerliche Getränke, (bei concurrirender katarrhalischer Disposition ein Vesicator auf die Brust oder zwischen die Schulterblätter) erheischt, und späterhin die Anwendung des Salmiaks, als des sichersten und größten Brustmittels nöthig macht. In dergleichen zweifelhaften Fällen leitet uns das Gefühl des Kranken am untrüglichsten, ist Schmerz in der Brust, Beklemmung des Athmens und heftiger, wehthuender Husten zugegen, so ist selbst bei mäßiger Fieberbewegung und mangelnder Völle und Härte des Pulses dennoch ein inflammatorischer Zustand in der Lunge nicht zu verkennen und verlangt dringend die eben genannten Mittel, welche zusammen und in angemessener Reihefolge die mild antiphlogistische Methode bilden. Denn bei jedem auch noch so unbedeutenden und scheinbar auf Asthenie beruhenden Bluthusten darf nie vergessen werden, daß eins der edelsten Organe, die Lunge der leidende Theil ist, und es ist weit verzeihlicher in zweifelhaftem Falle etwas Blut zu entziehen, weil sich solcher Verlust und die hierdurch entstehende Schwäche bald wieder hebt, als in der Voraussetzung, daß man es mit Schwäche zu thun habe, zu blutstillenden und reizenden Mitteln zu greifen.

Wie oft sind nicht junge, mit Anlage zur Schwindsucht behaftete Individuen beiderlei Geschlechts von großen und wahrhaft gediegenen Aerzten nicht nur von dem oft wiederkehrenden Bluthusten, sondern selbst von der Neigung zur Lungensucht dadurch befreit worden, daß bei jedem (im jugendlichen Alter leider nicht fehlenden,) merkbaren Andrange des Blutes nach den Lungen ein kleiner Aderlaß vollzogen ward und man diese scheinbar gar schwächlichen Subjekte auf eine, mehr aus Vegetabilien und Schleimen, thierischer Gallerte u. s. w. bestehende Diät setzte, so daß sie gleichsam nur ein geringfügiges Leben zu führen vermochten! Was würde aus selbigen geworden seyn, hätte man den Bluthusten, der allerdings scheinbar asthenisch war, als solchen behandelt, und ihn gewaltsam unterdrückt?!

Die Fälle, wo der Arzt es mit einem passiven Bluthusten zu thun hat, sind demnach weit seltner als man glaubt und werden noch seltner vorkommen, wann die, so mit schwacher Brust und Neigung zum Bluthusten behaftet sind, alles vermeiden, was das Blut erhitzt und in Wallung versetzt, und wenn sie sich vom Arzte die Diät und das Regimen vorschreiben lassen, welche ihrem kränklichen Zustande entsprechen. Und wo der Bluthusten als Begleiter asthenischer Fieber und bei chronischen Lungenleiden, als Uebergang eines früher aktiven Blutspeiens, vorkommt, da läßt sich wohl erwarten, daß selbst bei denen, die von ärztlicher Hülfe entfernt wohnen, ein Heilkünstler zu Rathe gezogen worden ist, der, wenn er auch nicht unausgesetzt bei dem Kranken bleiben kann, doch für solche Fälle Verhaltungsregeln ertheilen wird.

Denn nur dann, wenn der Bluthusten so heftig und erschöpfend ist, daß dem an und für sich schwachen Kranken Lebensgefahr erwächst, darf man anfangs zu kühlen Alaunmolken, und wann diese noch nicht fruchten, zu dem Hallerschen sauren Elixir (20 Tropfen hiervon auf ein Glas kühlen Hafergrützschleim mit Zucker versetzt) die Zuflucht nehmen. Große Ruhe des Geistes und Körpers, eine erhöhte Lage im Bette, ein mehr temperirtes, als warmes Zimmer, schleimige aber kühle Getränke und die früher gerühmten ableitenden Mittel müssen jedoch vorher angewandt und nicht genügend befunden worden seyn, und es darf durchaus kein Zeichen einer Brustentzündung zugegen seyn.

Das Blutbrechen passiver und chronischer Art, wird auch mit dem Namen der schwarzen Krankheit belegt, entsteht zuweilen von Wiederholung eines hitzigen Magenblutflusses, weit öfterer jedoch aus organischen Fehlern der Unterleibseingeweide, besonders der Milz und Leber. Es betrifft diese Krankheit mehr Männer als Frauen, letztere jedoch auch zu der Zeit, wo ihre Regeln naturgemäß ausgeblieben sind. Die von ihr ergriffenen Männer sind meist solche, die schon über die Vierzig hinaus sind, oder wenn sie auch jünger sind, schon länger an Unterleibsübeln in Folge krankhaft erhöhter Venosität gelitten haben und daher als Hypochondristen betrachtet wurden. Personen, die zu dieser Krankheit incliniren, haben eine bleichgelbe, oft ins Bläuliche schimmernde Gesichtsfarbe, auch ist die Haut ihres Körpers überhaupt mißfarbig, leiden viel und anhaltend an Digestionsbeschwerden, an Aufblähung, Aufstoßen, Uebelkeit, Druck in der Milz- oder auch (wiewohl seltner) in der Lebergegend. Ihr Appetit fehlt oder ist abwechselnd übermäßig groß und wahrer Heißhunger, eine übele Empfindung in der Milzgegend (links unter den Rippen) oder bei Leberleiden in der rechten Unterrippengegend und quer über dem Magen geht meist dem Anfalle des schwarzen Blutbrechens vorher, wozu sich nicht selten Mattigkeit und Ohnmachten und ein trockner, harter und lehmartiger Stuhl gesellen. Das Bluterbrechen tritt unter Verschlimmerung der nur genannten Zufälle meist plötzlich mit heftigen Schmerzen, großer Angst, Schlucken und Ohnmacht ein, indem dunkles schwarzes Blut ausgebrochen und meist auch bald darauf und unter Bauchgrimmen nach unten entleert wird. Hierauf folgt einige Erleichterung, die Anfälle wiederholen jedoch bald schneller, bald langsamer und es geschieht wohl auch, daß die Ausleerung so stürmisch ist, daß sie Krämpfe, Zuckungen und den Tod nach sich zieht; andernmals stürzt sie in Wassersucht oder in Abzehrung, inzwischen genesen auch Kranke, obgleich ältere Aerzte, und selbst Hippocrates, dieses Uebel für unbedingt tödlich hielten. Ich fand und beobachtete dieses schwarze Blutbrechen bei Individuen, die oft und lange am kalten Fieber gelitten und den sogenannten Fieberkuchen (eine Auftreibung und Verhärtung in der Milz= und Lebergegend) zurückbehalten hatten. Oertliche Fehler liegen gewiß jedesmal zum Grunde und stets ist dies Blutbrechen venösen Ursprungs. Zuweilen betraf es Personen, die in ihrer Jugend viel an Nasenbluten und späterhin an irregulären Hämorrhoiden und an atonischer Gicht gelitten und hinsichtlich ihrer Diät und Lebensweise hierauf keine Berücksichtigung genommen hatten. Leider zeigt es sich oft, daß übermäßiger Genuß hitziger Getränke daran Schuld ist, nicht minder sitzende Lebensweise, Aufenthalt in sumpfigen Gegenden, feuchte Wohnung, schlechte und schwerverdauliche Nahrung, langfortgesetzter Genuß warmer und erschlaffender Getränke, deprimirende Affekte u. s. w. Es fehlt auch nicht an Beispielen, wo dieses schwarze Bluterbrechen Heilbestrebung der Natur war und dazu diente vieljährige Stockung in der Milz und Leber aufzuheben. Namentlich ist dies der Fall bei Personen, die durch vernachlässigte und übel kurirte kalte Fieber in das Blutbrechen verfielen.

Würde von solchen Kranken die Hülfe zeitig gesucht, so käme es nicht zu diesem Extrem und der Arzt würde bemüht seyn, Stockungen zu lösen, den Kreislauf des Blutes wieder frei zu machen und die Diät und das übrige Verhalten so regeln, als es die Umstände erfordern. Allein gewöhnlich wird der Rath des Arztes erst dann verlangt, wann es schon zur gewaltsamen Blutentleerung gekommen ist. Solche Handwerker, die ihr Geschäft nöthigt mit bloßen Füßen in der Nässe zu arbeiten, werden, wann sie in spätern Jahren bei guter Kost das Metier forttreiben, leicht in diese Krankheit verfallen. Ist das schwarze Bluterbrechen mit Fieber verbunden, so ist es gefahrdrohender als das fieberlose, wird viel Galle zugleich ausgeleert, oder riecht und schmeckt das Ausgebrochene essigsauer, stinkt es wohl gar wie Aas, so will hierauf besondere Rücksicht genommen seyn. Fast immer geht das Blut von oben und unten in sehr bedeutender und furchterregender Quantität ab, und nimmt man auch sogleich die Zuflucht zu den so dringend nöthigen eröffnenden Lavements, zu Fußbädern und säuerlichem Getränke (von Sauerhonig unter Wasser gemischt), so ist das Bluterbrechen doch viel zu stürmisch, als daß man anstehen dürfte, adstringirende und tonische Mittel in Gebrauch zu ziehen, denn Patient wird schnell schwächer und fällt in immer tiefere Ohnmachten.

Wo demnach kein Arzt zur Hand ist, da reiche man bei zunehmender Schwäche Alaunmolken (zwei Quentchen Alaun auf drei Pfund kochende Milch), die kühl getrunken werden müssen, und wo selbst diese nicht ausreichen, da geht man zum Hallerschen Sauren (nach der früher ertheilten Vorschrift) über. Ist dem Blutbrechen vorgebeugt, oder hat es in jenem Falle, wo es wahre Krisis ist, von selbst und nach erreichter Befreiung der belasteten Organe aufgehört, so läßt man dem Kranken eine Abkochung von Tamarinden mit Weinsteinrahm als eröffnendes, und das in den Därmen ergossene Blut nach unten abführendes Mittel nehmen und giebt als Getränke eine Abkochung von Löwenzahnwurzeln, Quecken und Süßholz. Nur genannte Arzneien passen auch dann, wann viel Galle mit dem Blute zugleich entleert wurde, wo jedoch ein aashafter Geruch der ausgeleerten Blutmasse fühlbar wurde, da thut man wohl zu den Tamarinden und Weinsteinrahm noch eine Abkochung von Chinarinde und Salbeiblättern zuzusetzen.

Ist nur das Nothwendige zur Abwendung der Gefahr gethan worden, so ist Zeit gewonnen, um einen Arzt herbei zu schaffen, dem es obliegt, tiefer in das Ursächliche und das Wesen des fraglichen Falles einzudringen, auf daß ausgemittelt werde, was zu Abwendung eines Rückfalles zu unternehmen bleibt. Denn die hier erwähnte Hülfe ist nur palliativ und für den Nothfall, allein zur Radikalherstellung wird mehr erfordert. Oft werden nun erst auflösende und gelind eröffnende Arzneien, später der Kreuzbrunnen unentbehrlich seyn; zuweilen unterdrückte Blutflüsse wieder hergestellt werden müssen. Andernmals erfordert die enorme Schwäche die Anwendung erregender Arzneien, denen permanent stärkende und feine Eisenpräparate oder eisenhaltige Brunnen folgen müssen. Alles dies bleibt der Einsicht des Arztes überlassen.

Nur das will ich noch erinnern, daß dann, wann mit dem Blute saure und wahrhaft ätzende Stoffe durch Mund und After ausgeleert werden, während der Anfälle einhüllende und die Schärfe absorbirende Getränke gereicht werden sollen, z. B. eine Abkochung von geraspelten Hirschhorn mit etwas Magnesia versetzt. Auch kann nach Beseitigung des Blutbrechens und nach Entfernung des im Darmkanal ergossenen Blutes ein mildes säuretilgendes Mittel, z. B. gebrannte Magnesiia, in Verbindung einer schwachen Abkochung von Columbowurzel, gegeben werden.

Noch will ich zur Belehrung den Verlauf einiger, aus dem Blute ursprünglich entstandener Krankheiten in gedrängter Kürze mittheilen, um Wißbegierigen das gegen selbige einzuschlagende Heilverfahren genau vor Augen zu stellen. Sie werden aus selbigen (die ich gern an Zahl vermehrt hätte, würde hierdurch das Buch nicht zu kostspielig!) ersehen, daß es zur Bekämpfung so wichtiger Krankheiten oft nur weniger und ziemlich einfacher Arzneien, stets aber einer sehr geregelten Diät und eines der Natur der Krankheit entsprechenden Verhaltens in psychischer und physischer Beziehung bedarf, und daß der Zweck des Heilbestrebens nur bei folgsamen Kranken gelingt. Zu diesem Vorhaben will ich nur ebenso interessante als instruktive Fälle ausheben.

Krankheitsberichte.

Ein im 28sten Lebensjahre stehender Herr, der sich von den frühesten Jahren her eines wohlgebildeten und robusten Körpers erfreute und in geistiger Beziehung ein sehr heiteres, in physischer Hinsicht sehr gemächliches und sorgenloses Leben führte, leider aber den Lehren der Diätetik nicht huldigte, sondern im Genuß von Speise und Trank sein höchstes Glück suchte, fühlte sich seit einiger Zeit erhitzt, beängstigt und dennoch müde und abgespannt. Sein Schlaf war unruhig, er warf sich hin und her, sprach viel und schreckte, von schweren Träumen gestört, plötzlich auf, dürstete und fühlte sich am Morgen ermatteter, als am Abend. Bald gesellte sich ein stumpfes Kopfweh, fliegende Hitze und ein dunkelrothes Colorit des Gesichtes hinzu, er fühlte sich beengt über die Brust, gerieth bei leichter Bewegung in Schweiß, es schlief ihn bald ein Arm, bald ein Fuß ein, er war zum weiten Gehen zu matt, zu geistigen und körperlichen Arbeiten nicht aufgelegt und sehnte sich nur stets nach frischer Luft und kühlenden Getränken. Dieser innern Stimme, diesem Winke der Natur hätte er nun einzig und allein Gehör schenken sollen, und durch fleißiges Wassertrinken, Fasten und Kasteien, viele Leibesbewegung und Verminderung der Schlafzeit sein Blut vermindern und verdünnen sollen! — Allein auf Anrathen ununterrichteter und leichtsinniger Jugendgenossen griff er zu erregenden und reizenden Erweckungsmitteln, die natürlich die Masse seines Blutes nur vermehren und die abnorme Ausdehnung desselben nur steigern konnten. Daher strömte das Blut nun mächtiger nach Kopf und Brust, Herzklopfen, Beengung beim Athemschöpfen, periodische Herzensangst, große Hitze im Kopfe mit öfterm und schnell vorüber gehendem Frösteln wechselnd, Druck und Hitze auf dem Wirbel und im Nacken setzten ihn in Besorgniß, und als ihm eines Tages, und als er eben Willens war auszugehen, schwindelte, und ein schwarzer Flor sich vor den Augen zeigte, ward er die Gefahr inne, die ihm bevorstand, und ließ mich eiligst rufen.

Als ich bei ihm eintrat bemerkte ich sofort die große Unruhe und Angst, von der er ergriffen war, sah, daß er selbige durch fleißiges Trinken kalten Wassers instinctmäßig zu tilgen trachtete, er drängte mich mit Hast ihm Hülfe zu leisten und war, obgleich nüchtern, äußerst exaltirt, klagte über Todesangst, Trockenheit im Munde und einen salzigen Geschmack (Zeichen, die ich mehrmals bei einem bevorstehenden Blutschlag wahrnahm!). Kaum hatte ich Zeit die zitternde und höchst unruhige Hand zu untersuchen, wo ich den Puls voll, hart und beschleunigt fand, so heftig und aufgereizt war der an Vollblütigkeit und Orgasmus des Blutes leidende Kranke, und eiligst befahl ich den zunächst wohnenden Wundarzt zu rufen, unterdeß aber, da er, wie es unter solchen Verhältnissen meist der Fall zu seyn pflegt, an Hartleibigkeit litt, rieth ich ein laues Klystier aus zwei Tassen Wasser und 6 Eßlöffeln Weinessig zu geben. *)

Kaum war die Ader geöffnet, so entquoll das Blut in einem starken Strom, und, als schon an 14 Unzen dessen abgelassen waren, fühlte sich Patient erst erleichtert und wohl, vermochte tief und ohne Hemmung zu athmen, und da fast gleichzeitig der Effekt des Lavements eintrat, so verließ ich meinen früher so beängstigten Kranken, den ich auf strenge Diät, nämlich auf Wassersuppe, gekochtes Obst und Limonade gesetzt und in einem sehr kühlen Zimmer ruhig zu verweilen gerathen hatte, überaus heiter und vergnügt.

Als ich ihn am Abend desselben Tages wiedersah und mich bei Ansicht des abgelassenen Blutes überzeugte, daß es alle Zeichen der Entzündung (als dicke, mit stehendem Schaum bedeckte Speckhaut, hohe Röthe des Blutkuchens und wenig, aber sehr helles Blutwasser) enthielt, benutzte ich diese Gelegenheit, um ihn über die bisher ge-

*) Ich kann in jenen Fällen, wo es auf schnelle Abkühlung des Blutes ankommt, und die krankhafte Ausdehnung desselben zu heben ist, die verdünnten Essigklystiere nicht genug anempfehlen; sie leisteten mir bei Schlagkranken, wo der Aderlaß zwar angezeigt war, aber wenig fruchtete, die ausgezeichnetsten Dienste und haben mich in verzweifelten Fällen nie verlassen. Sie heben schnell den Andrang nach Kopf und Brust und befördern den Stuhl! —

führte Ernährungs- und Lebensweise genau zu befragen; und da ich aus dem Bericht ersah, daß er viel zu nahrhafte Speisen genossen und Wein und Bier, ja sogar vielen Kaffe zu sich genommen hatte, so hielt ich mich verpflichtet ihm eine ernste und vollständige Vorlesung über die jungen und von Natur kräftigen Männern zukommende Diät zu halten und ihm die Gefahr, der er sich durch eine so schädliche Lebensweise ausgesetzt habe, zu schildern.

Da er auf Gebrauch von ein Paar Gläsern Bitterwasser zur vollen Gesundheit gedieh, so lag mir nur noch ob, ihm strenge Verhaltungsregeln für Zeit und Zukunft zu geben, und ich darf hoffen, daß er durch diesen Fall gewitzigt worden seyn wird alle erhitzenden Getränke und eine zu nahrhafte Kost für immer zu meiden.

Möge diese buchstäbliche treue Relation auch dazu frommen, daß junge Leser sich selbige zur Warnung dienen lassen. Ihnen sey es gesagt, daß der in Rede stehende Kranke es nur seiner überaus kräftigen Constitution zu verdanken hatte, daß ihn der Blutschlag oder ein Entzündungsfieber nicht früher betraf, als er die Hülfe der ärztlichen Kunst in Anspruch nahm.

Eine im vier und dreißigsten Jahre stehende verheirathete, aber kinderlose Dame, die von Geburt an gesund und kräftig war und einen sehr guten Tisch führte, dabei fleißig Kaffe und The trank, mehr saß als ging, und demnach ihre Kräfte und Säfte nicht verarbeitete, fragte mich um Rath wegen mehrerer Blutschwäre, die sie seit einiger Zeit belästigten, und zeigte mir zugleich eine große trockne und kleienartige Flechte in der Kniekehle des rechten Fußes. Zwar vermochte der Glanz ihrer Augen, die hohe Gesichtsröthe und die Aeußerung eines cholerischen Temperamentes mir eine diesen Krankheitszufällen zum Grunde liegende Vollblütigkeit zu verrathen, die Pflicht erheischte jedoch mich genauer zu unterrichten. Da ward mir denn die Gewißheit, daß sie zwar gehörig menstruirt sey, aber jedesmal sehr dickes und dunkles Blut verliere, daß sie viel an fliegender Hitze und Ohrenbrausen leide, nur alle zwei bis drei Tage Stuhl habe und sich nach der Tafel sehr voll und beängstigt fühle. Der Puls zeigte große Völle und Härte, der Unterleib war gespannt, die Zunge jedoch ohne allen Beleg; einige Blutschwäre waren schon im Abheilen begriffen, einer jedoch in voller Blüte. Dies alles in Verbindung der bisher geführten Lebensweise ließ mich an einer in quantitativer und qualitativer Beziehung obwaltenden Blutmenge nicht zweifeln, daher ich ihr meine Ansicht offen mittheilte und sie bat, jene Krankheitszufälle ja nicht für gewöhnliche Schärfe und Unreinigkeit der Säfte zu halten, sondern gewiß zu seyn, daß Uebernährung des Blutes und Ueberladung mit plastischen Stoffen stattfinde. Ich rieth von Stund an eine recht frugale und mäßige Beköstigung einzuführen und den Kaffe, den grünen The und alle erhitzenden Getränke, Gewürze u. s. w. längere Zeit zu meiden, den Unterleib, mittelst des Genusses von Bitterwasser, frei zu machen und zu beobachten, wie sie sich hierauf befinden würde. Lag es mir nun wohl daran den Aderlaß wo möglich zu vermeiden und neuer Bluterzeugung vorzubeugen, so traten die Symptome der Vollblütigkeit doch nun, als der Unterleib freier ward, immer stürmischer hervor und nöthigten mich der Frau Kranken zehn Unzen Blut am Arme zu entziehen. Nun besserte sich aber auch ihr

Befinden augenfällig und weg waren alle Spuren eines Krankseyns, es kam kein Blutschwär mehr zum Vorschein und ihr Wunsch erstreckte sich nur noch auf Entfernung der Flechte. — Dies benutzte ich jedoch sie für längere Zeit an eine geregelte Diät und viele Bewegung zu gewöhnen, gab ihr die Versicherung, daß das Blut bei frugaler Kost und fleißigem Wassertrinken sich dergestalt verbessern würde, daß an Absatz heterogener Stoffe nicht mehr zu denken sey, und rieth täglich als Tisane eine Abkochung von 1 Loth Weinsteinrahm und einer Hand voll Queckenwurzeln kalt zu trinken. Gern befolgte sie diesen Vorschlag und genoß vier volle Wochen diesen Blutreinigungstrank, der durch den Stuhl und Urin genügend wirkte, worauf beim Gebrauch einfacher Seifenbäder die Flechte sich bald und vollkommen verlor. Da ich ihr nun bewieß, daß Mäßigkeit und Frugalität in diätetischer Beziehung, täglicher Genuß des reinen Brunnenwassers, viele Bewegung in freier Luft und einfache Bäder das untrüglichste Mittel zur Erhaltung eines reinen Teints und der jugendlichen Frische wären, so trieb sie die weibliche Eitelkeit an sich so strenge Verhaltungsregeln noch für längere Zeit gefallen zu lassen, wobei sie sich überaus wohl befindet, und es mir gewiß noch in spätern Jahren danken wird.

Ein im neunzehnten Lebensjahre befindliches Fräulein, das zwar blond und zart, aber mit einer wohlgebauten und kräftigen Brust begabt und schon seit vier Jahren zur weiblichen Reife gediehen war, litt an einem feuchten und Schorf bildenden Ausschlag am Kinn, an der Stirne und hinter den Ohren, der sie schon mehrere

Monate belästigt und gezwungen hatte das Ausgehen zu meiden. Da sie von kerngesunden Eltern abstammte und mit unreinen Personen nie in Berührung kam, ich auch durchaus keinen Grund fand eine spezifike Schärfe in ihren Säften anzunehmen, blieb mir nur übrig, die zeither beobachtete Ernährungs- und Lebensweise genau zu erforschen. Bei diesem Unternehmen ward mir nun die Gewißheit, daß sie sehr gewürzreiche Saucen, gepöckeltes und geräuchertes Fleisch vor andern liebe, alle Speisen sehr salze und, außer ein Paar Tassen Kaffe am Morgen und Nachmittage, nichts Flüssiges genieße. So unwahrscheinlich mir dies war, da Gewürze, Salz u. s. w. gerade Durst zu erregen pflegen, so stimmte doch die Aussage der Patientin mit der Relation der Eltern überein und ließ mich an der Wahrheit nicht zweifeln. Da endlich alle Verrichtungen, alle Se- und Excretionen gehörig von Statten gingen, blieb nur übrig anzunehmen, daß ihre Blutmischung nichts tauge, und daß die Lymphe scharf und degenerirt sey. Ich bestand demnach zuvörderst auf eine gänzliche Aenderung der Beköstigung, unter Hinweglassung alles dessen, was sie aus Unverstand vorzog, ließ mehr Pflanzenspeisen als Fleisch genießen, verbot den Kaffe und empfahl des Tags mehrmals ein Glas frisches Brunnenwasser zu trinken und auf solche Weise das Blut zu verbessern und sich zum Gebrauch einer schicklichen Frühlingskur vorzubereiten. Wohl konnte ich ihr sofort Arzneien reichen, die kräftig auf die Assimilations- und Nutritionsgebilde eingewirkt haben würden, allein es lag mir daran dem eigenwilligen und verzogenen Mädchen zu beweisen, wieviel eine wohlgeregelte Diät schon für sich allein zu leisten vermag, und so genügte der Vorwand sie zur Frühlingskur vorzubereiten. — Da die Mutter gewissenhaft auf Vollziehung meiner Verordnung bestand und ein raudiges Gesicht dem Fräulein auch mißfiel, so entstand ein lobenswerther Wetteifer recht frugal zu leben und viel Wasser zu trinken, und als ich nach Ablauf von vierzehn Tagen meinen Besuch wiederholte, erstaunte ich nicht wenig, daß aller Ausschlag abgetrocknet und kein neuer Ausbruch Statt hatte; doch klagte das Mädchen noch über stetes Grimmen und Jucken in der Haut, und daß beim Abgang der Regeln viel Schärfe wahrgenommen würde. Ich empfahl nun einen Tag um den andern des Morgens und Abends ein Glas Bitterwasser zu trinken und selbigem noch 1 Theelöffel Magnesia zuzusetzen und übrigens täglich ein laues Bad zu nehmen.

Bei dieser so einfachen als naturgemäßen Behandlung verschwand unter drei Wochen lang fortgesetztem gelinden Abführen auch das lästige Hautjucken, die Flecken am Kinn, an der Stirn und hinter den Ohren verloren sich, und meine Reconvalescentin bedurfte, streng genommen, keiner weitern Cur, doch ließ ich ihr aus Vorsicht vier Wochen hindurch süße Molken mit Kräutersäften trinken und empfahl ihr dann, um ähnlichen und schlimmern Uebeln vorzubeugen, das Vermeiden zu nahrhafter und reizend erhitzender Speisen und Getränke.

Eine inhaltschwere Lehre für junge Personen beiderlei Geschlechts sich zeitig an hohe Mäßigkeit und Frugalität zu gewöhnen, wodurch sie ein reines und wohlgemischtes Blut erhalten, und durch Luftgenuß, Bewegung und fleißiges Wassertrinken für Verderbniß und Ausartung sichern.

Ein im 30sten Jahre stehender Herr, melancholischen Temperamentes und von gelblicher Hautfarbe, der

Berufs halber eine sitzende Lebensweise führte und dabei gut aß und trank, litt seit frühern Jahren an einem leicht blutenden, dicken und wulstigen Zahnfleisch, gegen welches Uebel er sich (da er es als örtliches Leiden betrachtete) oft eines Zahnpulvers aus China und Alaun bedient hatte. In Folge der mangelnden Bewegung und der viel zu üppigen Kost und erhitzenden Getränke ward er allmählig dicker und runder, so daß er, besonders in Bezug auf die Dickleibigkeit, das Ansehn eines tiefen Vierzigers erlangte. Da er dieses körperliche Arrondissement für ein Zeichen hielt, daß Speisen und Getränke bei ihm wohl anschlügen, so kümmerte er sich nicht um den Zustand seiner Unterleibsgebilde, gleichwie er die Lehren der Diätetik nie zu Herzen genommen haben mochte. Noch würde er bei seiner passiven und wahrhaft automatischen Lebensweise länger beharrt haben, wäre er nicht durch ein herbes Mißgeschick, das ihn plötzlich und auf eine unerwartete Weise des größern Theils seines Vermögens beraubte, in einen tiefen Kummer versetzt worden, der ihn nach Ablauf einiger Monate nöthigte den Rath des Arztes zu suchen. Stete Bekümmerniß und übermäßige Sorgen waren es, die bei diesem nachweisbar an erhöhter Venosität und Stockungen im Pfortadersystem der Leber Leidenden eine schnelle Blutentmischung herbeiführten; große Mattigkeit und Mangel an Eßlust waren seit mehreren Wochen vorhergegangen, von ihm jedoch, der alle Lebenslust verloren hatte, nicht beobachtet worden, und was muthmaßlich jene Blutkrankheit gefördert haben mochte, war der übermäßige Genuß des Bieres und Kaffe's, den er auch jetzt noch liebte. So stand es mit dem Kranken, als er des Nachts von einer heftigen Blutung aus dem Munde befallen ward, die er selbst hinsichtlich ihres Ursprunges nicht zu deuten verstand. Der Schreck jedoch, der ihm dadurch verursacht ward, brachte ihn zu sich selbst und rief die Liebe zum Leben in ihm zurück, denn er sendete um Mitternacht seinen Diener zu mir und ließ mich dringend bitten eiligst zu ihm zu kommen.

Als ich mich dem Bette näherte war ich betreten über die Menge des entleerten Blutes, erkannte aber sogleich, daß es sehr dünn und von übler Beschaffenheit, Farbe und Mischung war. Glaubte er nun schon, daß selbiges aus dem Halse gekommen sey, so hatte er doch eben so wenig es mit Erbrechen als mit Husten ausgeert, und als er vollends über einen Fleck nahe am Gaumen klagte, wo ein Lappen hänge, da erwieß es sich, daß dort die Stelle sey, aus welcher das Blut ausgetreten war. Auch roch sein Athem häßlich, gleichwie das entleerte Blut schnell Zeichen der Fäulniß entwickelte. Dem Vorgeben nach sollte der Blutfluß auf das Ausspühlen des Mundes mit scharfen Weinessig nachgelassen haben. Doch war mein Kranker zu ermattet, um viel mit ihm sprechen zu können, und ich begnügte mich, ihn vorerst vom Blute reinigen zu lassen, um die Haut untersuchen zu können. Da zeigten sich denn überall, vorzüglich am Halse, auf der Brust und den Extremitäten, auch auf der Stirne und den Wangen, größere und kleinere rothe Punkte von dunkler Farbe, welche die Blutentmischung charakterisirten, der Unterleib war aufgetrieben, teigig anzufühlen und wahrnehmbare Spannung fand in der Lebergegend Statt, auch war die Zunge stark belegt. Obgleich Patient an acht Unzen Blut verloren haben mochte, währte es doch nicht lange, als aus derselben mehr dunkeln Stelle des Rachens von neuem Blut hervordrang, und da er merklich schwach wurde, rieth ich als Mundwasser eine kalte Mischung von abgekochter Weidenrinde mit Alaun an, worauf die Blutung abermals stillstand. Trug ich nun wohl Sorge, daß der Unterleib sofort durch Klystire eröffnender Art von Darmunreinigkeiten befreit ward, so galt es doch bei diesem Kranken auf den Heerd des Uebels, nämlich auf die Blutinfarkte und Anpfropfung im Pfortadersystem thätig hinzuwirken. Aus solcher Absicht erhielt er eine concentrirte Auflösung von Tamarindenmuß mit Weinsteinrahm, Queckenextrakt und Löwenzahnextrakt, so dargereicht, daß des Tags drei bis vier Stühle erfolgten und zum Getränke stark gesäuerte Limonade. Die Ursache und der Grundsitz der Blutzersetzung lag hier zu deutlich vor Augen, als daß ich ihn verkennen konnte. Fürchtete ich auch, daß neue und erschöpfende Blutungen mich zwingen könnten adstringirende Mittel, und selbst exzitirende in Gebrauch ziehen zu müssen, so ging vor der Hand die Heilanzeige doch vorzugsweise auf Befreiung der Leber und aller venösen Unterleibsgebilde.

Auch kehrte die Blutung noch an den folgenden drei Tagen mehrmals wieder, doch ward sie durch das zusammenziehende Mundwasser bezwungen und war nie von beängstigender Bedeutung.

Unterdessen wirkte meine Arznei kräftig ein und der Patient fühlte sich, jemehr er ausleerte, um so behaglicher, es trat einige Reaktion der Natur hinzu, doch war das Fieber unbedeutend, gleich wie der Puls weder Vollheit noch Härte, wohl aber Trägheit und Abdominalstörung verrieth. Gab es auch noch täglich etwas Bluterguß, so war er doch im Betreff der Quantität minder bedeutend, die Flecken blieben zwar dieselben, doch traten keine neuen hinzu, demnach fuhr ich fort dieselben Arzneien zu reichen. Vom siebenten bis zum neunten Tage traten endlich kritische Schweiße ein und mit ihnen verloren sich Blutungen und Flecke allmählig, und der Patient ward munter und faßte wieder Muth und Vertrauen zu Dem, der die Schicksale der Menschen lenkt. — War nun schon der drohenden Entmischung des Blutes vorgebeugt und vor jetzt nichts zu befürchten, so ging die Aufgabe doch dahin den armen Mann durch Entfernung der tiefer liegenden Infarkte der Leber vor Rückfällen und andern Folgen sicher zu stellen. Daher drang ich darauf die zeither geführte Lebensweise zu ändern, schrieb eine wohlberechnete Diät vor und hielt ihn zu vieler Körperbewegung, und als es die Witterung verstattete, zum Gebrauch des Kreuzbrunnens an. Dies alles bezweckte eine bald wahrzunehmende Verbesserung der Constitution, so daß er gegenwärtig zwar auffallend magerer, aber auch merkbar gesünder ist, und über jene Zufälle am Zahnfleisch nicht mehr Klage zu führen hat.

Wer solchen, an angehender Blutzersetzung und daher rührendem Bluterguß in's Zellgewebe der Haut Leidenden nur Mineralsäuren und China reicht, der beugt zwar der augenblicklichen Gefahr vor, nützet jedoch den Individuen wenig, da die Grundlage der Krankheit, die in den Hindernissen des zum Herzen zurückkehrenden Blutes zu suchen ist, nicht gehoben wird! Wird man ja der Blutstürze und hohen Schwäche halber genöthigt, anfangs zu abstringirenden, erregenden und stärkenden Mitteln die Zuflucht zu nehmen, so muß man nach beseitigter Schwäche daran denken die Stockungen im Pfortadersystem und den übrigen venösen Organen gründlich zu entfernen, damit das Subjekt radikal, aber nicht palliativ geheilt werde.

Ein im 39sten Jahre stehender, privatisirender Herr, der ein sehr gemächliches Leben führte und sich im Genusse von Speise und Trank recht gütlich that, spürte allmählig ein Uebergewicht an Kräften und Säften, fühlte sich erhitzt, unruhig und beängstigt und litt an Eingenommenheit des Kopfes und Beklommenheit der Brust, wobei er jedoch dicker und fleischiger ward. Als er mich deshalb befragte, mühte ich mich ihm zu beweisen, daß er, der in den Jahren der Fülle und Kraft stehe, viel zu viel an nährenden Speisen und erhitzenden Getränken zu sich nehme, demnach weit mehr Blut und Kräfte bereite, als er gebrauche, und bei einer körperlich unthätigen Lebensweise zu verarbeiten vermöge. Zugleich machte ich ihn darauf aufmerksam, daß in einem so kräftigen Alter, bei geschäftsloser Lebensart kein sonderlicher Ersatz erforderlich sey, daß sich demnach Vollblütigkeit nothwendig erzeugen müsse, die, wenn anders nicht von der Natur eine Ausgleichung bewirkt würde, sein Leben ernstlich bedrohen werde. Fügte auch hinzu, daß es tollkühn gehandelt sey durch Uebernährung und Erhitzung des Blutes den Organismus zu außerordentlichen, auf die Erhaltung abzweckenden Anstrengungen zu zwingen, daß selbige oft fehlschlügen und Gefahr erwüchse. Rieth demnach, da ich den Puls groß, voll und hart fand, eine den Forderungen entsprechende Blutentziehung zu unternehmen und sich von Stund an auf eine spärlich nährende, einfache und kühlende Diät zu setzen, öfter Wasser zu trinken und ein reges, thätiges Leben zu führen. — Solche Rathschläge waren jedoch nicht geeignet den Beifall dieses Lebemannes einzuerndten, und wie ich später in Erfahrung brachte, war keiner derselben benutzt worden.

Kaum waren jedoch fünf Wochen vorübergegangen,

als ich gebeten ward ihn abermals zu besuchen. Da fand ich ihn denn an einem mit heftigem Fieber verbundenen Gichtanfall unter den peinlichsten Schmerzen und starker Geschwulst der Arme und Hände im Bette liegen. Er tobte vor Schmerzen und vermochte wegen Heftigkeit des Kopfwehes nicht das Licht zu ertragen, das Bestreben der Natur sich der heterogenen Stoffe des Blutes zu entledigen war so tumultuarisch, daß, trotz des Absatzes auf beide Oberextremitäten, und obgleich der Kranke enorm viel sauer riechenden Schweiß ausdampfte und der Urin eine Menge erdige Bestandtheile (Kalkphosphat) absetzte, aller dieser kritischen Auswürfe ohnerachtet, dennoch keine Erleichterung eintrat; ja bei der Heftigkeit des Fiebers, der Völle und Härte des Pulses und dem nur zu deutlichen Andrange des Blutes nach dem Gehirn vielmehr noch große Gefahr bevorstand.

So ward es denn selbst jetzt und trotz der kritischen Ausscheidung noch dringend nöthig einen genügenden Aderlaß zu vollziehen, worauf sogleich eine große Erleichterung eintrat, der Kopf frei ward, Ruhe und Schlaf wiederkehrten und die kritischen Ausleerungen ruhig von Statten gingen. Jetzt mußte er nothgedrungen der Vernunft Gehör geben und sich auf die strengste Diät setzen lassen und unter heftigen Schmerzen erlauben, was, wenn er es früher vollzog, ihn vor der Gicht, die, wann sie einmal ausgebildet ist, heimisch wird und von Zeit zu Zeit wiederkehrt, gesichert haben würde.

Jetzt bereuete er gar sehr meinen ihm früher ertheilten Rath unbeachtet gelassen zu haben, unterwarf sich willig den ärztlichen Verfügungen und ward, wollte er anders nicht von dieser qualvollen Krankheit alljährlich gefoltert werden, gezwungen mäßig und einfach zu leben, sich viel Bewegung in freier Luft zu machen und sein Blut durch fleißiges Wassertrinken zu erfrischen und zu verdünnen. Und diesem ohnerachtet blieb er dennoch ein Gichtkranker, der stets auf der Huth seyn muß; dies würde er, da ihm die Anlage zu dieser Krankheit von den Eltern nicht übertragen worden war, muthmaßlich unter steter Beobachtung einer angemessenen und geregelten Diät nie geworden seyn.

Da diese Form der Gicht, welche aus Vollblütigkeit und erhöhter Plastizität des Blutes entsteht, gerade diejenige ist, wo die angereizte Naturthätigkeit viel zu stürmisch auftritt und durchaus, soll sie nicht Schlagfluß, Entzündung oder Versetzung auf die edelsten Organe hervorbringen, durch Blutentziehung und die antiphlogistische Heilmethode gebändigt werden muß; so trägt es sich nur zu oft zu, daß selbst durch Uebermaaß von Absatz erdiger Stoffe auf die Gelenke, Steifheit und Unbeweglichkeit der Gliedmaßen die Folge sind, und ein solches Individuum allmählig verkrüppelt. — Diente doch dies Beispiel dazu, junge und kräftige Personen beiderlei Geschlechts, vorzüglich aber Männer, vor dem so schädlichen Genuß sehr nährender, gewürzreicher und fetter Speisen, gleichwie vor erhitzenden Getränken aller Art zu warnen; gelänge es mir doch, sie zu einer recht frugalen und einfachen Kost zu bewegen und zum täglichen Genuß des reinen Wassers, gleichwie zu einer recht laboriösen Lebensweise zu vermögen! Wie wenig Gichtkranke würde es geben, wann der Vollblütigkeit und der Uebernährung des Blutes vorgebeugt würde?! —

Ein Rechtsgelehrter, der Geschäfts halber den Tag über an den Schreibtisch gefesselt war, ein junger und kräftiger Mann von 26 Jahren hatte die so schädliche Gewohnheit starken Kaffe und viel Bier zu trinken und dabei fast ununterbrochen Taback zu rauchen. Schon hatte er diese Lebensweise mehrere Jahre fortgesetzt und seiner vorgefaßten Meinung nach wohl vertragen, als er mit heftigem Kreuzweh, Ziehen längs den Lenden und Oberschenkeln und schmerzhafter Empfindung in der Tiefe des Unterleibes befallen ward und mich um Rath befragte. — Da ich sofort den Bewegungsgrund dieser Ankündigung der Hämorrhoiden im übermäßigen Genusse des Kaffes und Bieres, so wie in der sitzenden Lebensart auffand (wozu er mich wahrlich nicht gebraucht hätte, da die Ursache klar zu Tage lag!) und auf schleunige Aenderung der Diät und Lebensweise bestand, zugleich das Ansetzen von Blutegeln und kühlend eröffnende Mittel anrieth, mißfiel ihm dieser Heilplan und unter dem Prätext unaufschiebbarer Geschäfte versprach er meinen wohlgemeinten Rath nach einiger Zeit befolgen zu wollen.

Es verstrich jedoch eine geraume Zeit, ehe ich wieder etwas von ihm vernahm; bei gleicher Fortsetzung der Lieblingsgetränke und passiven Lebensweise hatte die Unterleibsvollblütigkeit unausgesetzt zugenommen und obgleich zu erwarten stand, daß die Heilbestrebung der Natur bei diesem jungen Mann durch Hervorbringung der goldnen Ader eine Ausgleichung bewirken würde, war diese Krisis doch am unrechten Orte, nämlich in den venösen Gefäßen der Urinblase erfolgt, und als ich wieder zu ihm gerufen ward, ersah ich leider, daß mehrere sehr achtungswerthe Aerzte schon vergeblich bemüht gewesen waren ihn von diesem Uebel zu befreien. Zu spät gedieh dieser junge Mann zur Erkenntniß dessen, was er von mir früher anzunehmen zu eigenwillig war.

Und wie viele Fälle dieser Art, wo die Krankheit ursprünglich im Blute wurzelte und erst späterhin die festen Theile in Mitleidenheit zog, könnte ich aus meinen Krankenjournalen ausziehen, müßte ich nicht besorgen die Geduld der Leser zu erschöpfen! Mögen die wenigen ausreichen, um alle für ihr Wohl Besorgte auf die Folgen aufmerksam zu machen, die aus fehlerhafter Mischung und andern Abnormitäten des Blutes entstehen, und sie veranlassen durch eine möglichst einfache und mäßige Kost, durch ununterbrochnen Genuß einer reinen und gesunden Luft, durch ein reges und thätiges Leben, durch fleißiges Wassertrinken, durch Reinlichkeit, öfteres Waschen und Baden, gleichwie durch einen sittlich reinen Lebenswandel ihr Blut frisch, rein und gesund zu erhalten.

Berichtigungen.

Seite	40.	Zeile	11.	von	unten,	statt	das, lies daß.
—	47.	—	9.	—	—	—	daß, lies das.
—	74.	—	7.	—	—	—	verleiden, lies verleiten.
—	90.	—	5.	—	oben	—	Magendienst brauchbar, lies Magen brauchbar.
—	95.	—	2.	—	unten	—	Vietelstunde, lies Viertelstunde.
—	98.	—	12.	—	oben	—	dargestellt, lies darstellt.
—	99.	—	6.	—	—	—	zen, lies den.
—	—.	—	7.	—	—	—	dahl, lies zahl.
—	100.	—	7.	—	—	—	Das, lies Daß.
—	105.	—	12.	—	unten	—	Schmerzen, lies Gefühle.
—	118.	—	9.	—	—	—	der, lies die.
—	128.	—	1.	—	oben	—	behren, lies lehren.